FIP 药剂师工作手册：
药物审查与用药重整

国际药学联合会（FIP）　著

卢晓阳　主译

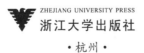
ZHEJIANG UNIVERSITY PRESS
浙江大学出版社
·杭州·

图书在版编目(CIP)数据

FIP 药剂师工作手册：药物审查与用药重整 / 卢晓阳主译. —杭州：浙江大学出版社，2024.3
书名原文：Medication Review and Medicines Use Review，Medicines Reconciliation
ISBN 978-7-308-24664-4

Ⅰ. ①F… Ⅱ. ①卢… Ⅲ. ①医院－药政管理－手册 Ⅳ. ①R197.32－62

中国国家版本馆 CIP 数据核字(2024)第 038990 号

浙江省版权局著作权合同登记图字：11－2023－249 号
本工作手册是由英文翻译而成的，如果两文本有任何分歧，将以国际药学联合会的英文原始文件为准。

FIP 药剂师工作手册：药物审查与用药重整

国际药学联合会(FIP)　著

卢晓阳　主译

责任编辑	张　鸽	责任校对	季　峥

封面设计　续设计－黄晓意
出版发行　浙江大学出版社
　　　　　(杭州市天目山路 148 号　邮政编码 310007)
　　　　　(网址：http：//www.zjupress.com)
排　　版　浙江大千时代文化传媒有限公司
印　　刷　浙江省邮电印刷股份有限公司
开　　本　880mm×1230mm　1/32
印　　张　3.25
字　　数　81 千
版 印 次　2024 年 3 月第 1 版　2024 年 3 月第 1 次印刷
书　　号　ISBN 978-7-308-24664-4
定　　价　30.00 元

《FIP 药剂师工作手册：药物审查与用药重整》译委会

主　译：卢晓阳

副主译：羊红玉　　　马葵芬　　　单文雅

译委名单(按姓氏笔画排序)：

马葵芬　　　卢晓阳　　　任晋帅　　　羊红玉

周昱君　　　单文雅　　　赵丽娟　　　钦佳怡

序

健康是人类永恒的追求,连着千家万户的幸福,关系着国家的未来。随着医改的深度推进,药学服务已成为促进合理用药、保证患者用药安全、提高医疗质量的重要环节,而药师作为参与临床药物治疗、实现安全有效经济用药目标不可替代的专业人员,更要主动承担起全民健康护航的责任,为患者用药安全和经济有效提供更有利的保障。

用药安全已成为目前亟待解决的全球公共卫生问题。据世界卫生组织(World Health Organization,WHO)估计,仅在美国,每年就有多达 150 万名患者因用药安全问题而受到伤害。在全球范围内,每年与用药错误相关的支出约为 420 亿美元,几乎占全球卫生总支出的 1%。国际药学联合会(International Pharmaceutical Federation,FIP)是于 1865 年成立的国际非政府组织(Non－Governmental Organization,NGO),并于 1912 年在荷兰海牙正式注册,是与 WHO 同级别的国际组织,也是 WHO 的战略合作伙伴。FIP 在国际药学领域具有崇高的地位,是全球药学学术最高组织,也是推动国际医药领域科技研发、应用实践和专业教育的重要力量。长期以来,FIP 密切关注患者安全,在全球范围内与 WHO 就患者安全计划紧密合作,积极应对用药安全挑战。通过促进药学实践和科学发展,改善全球健康状况,以便在全球范围内更好地发现、开发、获得并安全使用适当且成本效益高、质量好的药物。

WHO 指出,当患者发生监护环境转换、部门和工作人员之间流动时,需要保持良好的沟通,通过对患者的访谈和信息源的有效验证,确定最可靠的信息源,创建最佳的用药史(best possible medication history,BPMH),以实施结构化的药物重整流程。2021 年,FIP 发布了"*Medicines reconciliation：A toolkit for pharmacists*",以最大限度减少监护过渡期的药物相关伤害。2022 年,FIP 发布了"*Medication review and medicines use review：A toolkit for pharmacists*",以期最大限度地提高药物的适宜性、有效性和安全性,从而改善患者的健康结果,并由浙江大学医学院附属第一医院组织专业临床药师团队进行翻译,以期为我国药师同行们开展药物审查和用药重整提供借鉴和指引。

当前,药物审查和用药重整已成为临床药师的重要职责之一,也是美国、加拿大、荷兰、新加坡等国家推荐甚至强制实行的规范化工作。虽然国内该项工作开展起步较晚,但近年来已逐渐受到关注。2019 年,中国医院协会发布了《医疗机构药学服务规范》,包括 1 个通则和 8 个分册,其中就包括处方审核、药物重整、药学查房、用药监护、居家药学服务等,并于 2021 年 12 月发布以上九项内容的团体标准——《医疗机构药事管理与药学服务》。2021 年 10 月,国家卫生健康委办公厅也印发了《医疗机构药学门诊、药物重整、用药教育、药学监护及居家药学的 5 项服务规范》。以上文件均明确了"药物重整是指药师在患者入院、院、转院或出院等重要环节,通过与患者沟通、查看相关资料等方式,了解患者用药情况,比较目前正在服用的所有药物与用药医嘱是否合理一致,给出用药方案调整建议,并与医疗团队共同对不适宜用药进行调整的过程"。但目前尚未形成一个分工明确的常态化、强制性工作,亟须在临床实践中不断摸索并完善服务模式。我相信《FIP 药剂师工作手册:药物审查与用药重整》(中译本)的出版,将极大地推动这项工作在我国的落地和规范开展。

当前,药师已成为为人民群众提供高质量、全方位、全周期药学服务不可替代的专业队伍,更需要我们主动对接国际,提高药师自身的专业知识和业务水平,以患者和临床需求为导向,切实护航人民群众用药安全。

衷心感谢《FIP 药剂师工作手册:药物审查与用药重整》译者团队邀请我作序,这本工作手册必能切实帮助药学部门和药师同行们解决该项工作开展过程中遇到的难题,拓宽新视野、探索新模式、赋能新发展,为造福患者身体健康和用药安全作出更大的贡献。

国际药学联合会中国总代表

2024 年 2 月

译者前言

党的十八大以来,以习近平同志为核心的党中央把健康中国建设上升为国家战略,坚持把人民健康放在优先发展的战略地位。药师在守护人民用药安全、科学指导用药中承担了不可或缺的角色。药师提供的药学服务对保障患者用药安全、提高医疗服务质量、推动药品回归真正的临床价值具有重要意义。随着医药研发技术的持续发展,药品种类和新药数量不断增多,在为临床疾病治疗提供更多选择的同时,也带来了新的用药安全挑战。2020 年 2 月,国家卫生健康委等六部委联合印发了《关于加强医疗机构药事管理 促进合理用药的意见》,其中对强化药品合理使用、拓展药学服务范围等方面提出了具体要求。"工欲善其事,必先利其器。"因此,药师作为安全用药的"把关者",医师处方、医嘱的"审核者",亟须与时俱进,主动学习吸纳国际药学服务领域的新理念、新技术、新模式,结合国内具体情况及医疗机构工作特点,融会贯通,在工作中不断拓宽思路,创新实践,赋能药学高质量发展。

自 2016 年以来,世界卫生组织(WHO)持续关注用药安全,并制订了应对药物安全挑战的战略框架和行动计划。在该项工作中,FIP 与 WHO 就患者安全问题密切合作,并致力于通过实践和科技创新来支持药学专业的发展,以满足全球医疗保健需求和期望。在该过程中,FIP 倡导药剂师在用药过程中发挥积极作用,并于 2021—2022 年陆续发布了面向广大药学人员,基于监护过渡期药学服务及用药审核实践工作的两本重要的药师工具书——"*Medicines Reconciliation：A Toolkit for Pharmacists*"和"*Medication Review and Medicines Use Review：A Toolkit for Pharmacists*"。2023 年,经 FIP 正式授权,我们组织资深临床药师对以上两本工作手册进行了翻译,历经 1 年,整理出版了《FIP 药剂师工作手册:药物审查与用药重整》。

本书根据药师工作的序贯特点,分为药物审查和用药重整两个篇章,从现状分析、工作导入、实施步骤、工具介绍等模块进行了系统介绍,并提供了各种可供借鉴的实用工作表单,兼具科学性、系统性、实用性与指导性,为相关药学工作者创新方法技术、规范实施路径、开拓研究思路提供了系统而简明的工作指引和方法学支撑。

本书的顺利出版离不开所有译者专家及出版社工作人员的共同努力、辛勤付出和精心翻译与校对,对此我深表感谢。同时,感谢浙江省药学会对本书出版工作的大力支持,也感谢 FIP 对编译团队的信任。

我们真诚希望本书的出版在为广大药学同仁拓宽国际视野的同时,也为他们开展药学服务及实践研究提供可及的实用的帮助。限于译者水平,本书内容难免存在疏忽或纰漏,希望读者们及时指正,一起探讨交流,以便再版时补充修订,更臻完善。

2024 年 2 月

目 录

第一篇 药物审查和药物使用审查

第二篇　用药重整

第一篇

药物审查和药物使用审查

引　言

　　数据显示,用药错误和不良事件会对患者的健康和生活造成重大损害。据估计,目前药物不良事件导致的医疗负担与疟疾、结核病等传播性疾病引起的医疗负担相当[1]。用药错误也会给卫生系统带来经济负担,全球每年与用药错误相关的成本约为420亿美元[2]。在美国,每天至少有1人因用药错误而死亡[2]。然而,在绝大多数情况下,这些与药物使用相关的危害被认为是可以预防的,亟须各部门协调努力来有效解决这一难题。

　　世界卫生组织(World Health Organization,WHO)一直将患者安全与药物损害作为重要议题,并于2007年设立了High 5S Project项目[3]。为了解决用药错误及不良事件,世界卫生组织在2017年3月发起了第三次全球患者安全挑战计划——"药无伤害"[1,4]。这是一项全球倡议,旨在5年内使所有国家的药物相关伤害减少50%。它包括三个关键领域,即高风险用药(涉及高风险患者或高风险药物)、多重用药以及医疗过渡期用药[1]。该计划的战略框架涉及这三个领域的四个方面:患者和公众,医务人员,药物和药物管理系统,以及用药实践[4]。

在医疗保健专业人员中,药剂师是所有情形下解决用药错误的重要团队成员。他们的可及性使他们能够通过信任关系与患者互动,为其提供咨询和教育。此外,基于药学的专业知识,药剂师可以发现潜在的和实际的药物相关问题,并基于循证医学提出临床干预措施,以优化药物治疗方案并降低用药错误的风险。药剂师作为社区、初级卫生保健机构、医院和其他保健机构中的医务人员,能够为减少药物损害做出重要贡献。

为响应“药无伤害”项目,国际药学联合会(International Pharmaceutical Federation,FIP)发布了一份关于药剂师在患者安全中的作用的参考文件,呼吁更多的药剂师参与到医务人员优化药物治疗的工作中[5]。FIP 的参考文件建议药剂师除组织和政策制定外,还应在患者层面施行以药剂师为主导的干预措施,包括药物审查(medication review,MR)和药物使用审查(medicines use review,MUR)[5]。为支持药剂师在患者安全方面的作用,FIP 还推出了两个应用手册,即用药重整应用手册以及第一版药物使用审查应用手册[6]。

本应用手册是 2020 年 12 月发布的《药物使用审查应用手册》的更新版本。该版本将药物使用审查定义为药物审查的一个子类型,定义了每种类型的专业服务并为其实施提供指导。虽然两种服务之间似乎主要是术语间的一些微小区别,但其实两者的概念有显著区别。药物审查主要是医疗团队评估患者当前用的药物,以优化临床、人文和经济因素的服务;而药物使用审查的重点是“使用”,药剂师直接与患者互动,以改善患者的药物使用,考虑患者的偏好,并最终优化治疗,提高用药依从性。

因此,以药剂师为主导的药物审查(包括药物使用审查)可通过减少药物伤害来确保患者安全。本应用手册可作为实施和优化药物审查和药物使用审查的参考指南。它包括服务实践工具,可直接用于患者层面的临床实践。本应用手册中介绍的内容也可以用于管理和政策制定。

1

背　景

1.1　用药错误和患者安全

药物可预防、治疗和诊断疾病,从而彻底改善医疗结局,保障患者健康。药物尽管有益处,但也有潜在的危害,如果使用不当、管理不当或监测不足,会影响个人的健康和正常生活,甚至还会影响卫生系统[2]。

用药错误的定义有许多种。美国国家药物错误报告和预防协调委员会将药物错误定义为在医疗保健专业人员、患者或消费者用药过程中,任何可能导致药物使用不当或患者伤害的可预防事件。此类事件可能与专业实践、医疗保健产品、程序和系统有关,包括处方、订单沟通、产品标签、包装和命名、配制、分配、分销、管理、教育、监测和使用[7,8]。

WHO强调,用药错误即使不能完全避免,在很大程度上也是可以预防的。在全球范围内,每年与用药错误相关的负担约为 420 亿美元,显然有必要采取有效的策略来防止用药错误的发生[2]。此外,约 50% 的患者未能正确服用药物;约 8% 的医疗保健总支出(即全球每年约 5000 亿美元)可以通过优化药物使用来避免[9,10]。

在应对用药风险和错误方面,药剂师是至关重要的。药剂师在药学方面具有独特的专业知识(特别是在多药治疗和用药依从性不佳的情况下),并在多学科团队中具有关键作用,因而药剂师最适合在医疗保健机构的多学科团队中干预和解决用药错误。此外,药剂师与患者建立和维持着信任关系,并保持一定频率的互动,因而最适合提供宣教和指导,以增强患者的用药依从性,消除患者对药物使用的担忧。

为了解决用药错误,学界已经提出并使用结构化的方法。这些方法除药物审查外,还包括药物核对、参与多学科查房和转科交接/随访过程。由于所有的治疗计划都涉及药物,所以药剂师必须参与治疗过程。

在不同的服务中,药物审查代表了一种有组织的方法,可根据更新的临床信息和患者的偏好来优化药物治疗,这对于经历过度治疗、多药治疗或失访的患者来说尤其重要。精心设计的药物审查流程最终将有助于最大限度地提高药物的适宜性、有效性和安全性,从而改善患者的健康结局。

1.2　FIP 倡导以药剂师为主导的药物服务来解决用药错误

2020 年,FIP 发布了参考文件《药剂师在"药无伤害"中的作用》,以展示药剂师在患者、组织和系统层面促进用药安全的潜在作用[5]。除个体案例外,该参考文件还提供了关于药剂师主导的服务对患者和药物安全有益的证据,以加强药剂师在解决用药错误这一公共卫生问题方面的关键作用[5]。该参考文件增加了 FIP 先前对药剂师在患者安全方面的宣传工作,包括 FIP

关于药剂师在促进患者安全方面作用的政策声明,以及与 WHO 的合作和技术专长,包括共同编写 WHO 患者安全教程指南及《患者安全吉达宣言》[11-13]。

FIP 将患者安全定义为免于因医疗而造成的意外或可预防的伤害,药剂师的工作对于确保此类安全是至关重要的[5]。

在过去的一年中,FIP 推出了两个应用手册,即《用药重整应用手册》和《药物使用审查应用手册(第一版)》[6]。这些应用手册对相关概念和流程分别进行了定义和描述,并为直接使用或根据当地实际情况适当调整后使用提供了实用的实施工具[6]。FIP 还举行了两次互联网研讨会,探讨了药剂师参与药物安全的不同方面的工作,并对以上两本应用手册进行了介绍。

本次推出的应用手册是 2020 年 12 月发布的《药物使用审查应用手册》的更新版本。在这个版本中,药物使用审查被定义为药物审查的一个子类型,并进一步区分了每种专业服务的类型。与第一版相比,该版本强调的是两种服务之间的概念差异,药物审查代表对患者当前药物的临床评估;而药物使用审查代表药剂师与患者之间的伙伴关系,通过教育来改善患者的药物使用、整合偏好,并提高患者用药依从性。

2

历史和定义

2.1　历　史

　　虽然药物审查的具体来源很难确定,但不同形式的结构化药物审查在 20 世纪后期已有报道。例如,美国于 1974 年制订了一项药物方案审查的质量保证计划,旨在减少药物不良事件、用药错误和药物-药物相互作用事件的发生[14]。早在 20 世纪 90 年代,苏格兰就有了药物审查,药剂师与初级保健诊所的全科医生合作,审查一些目标疾病的处方和治疗[15]。

　　药物审查在医院和社区环境中越来越普遍,特别是当药剂师从配药角色向承担更多临床和以人为本的责任转变时。随着药剂师在药物审查中的服务更广泛地开展,关于药物审查实施的益处及其所面临挑战的数据也越来越多。

2.2　定　义

2.2.1　药物审查的定义

　　关于药物审查的定义,虽然不同文献分别有所提议,但目前尚未统一。不同国家和地区使用了不同形式的术语来代表类似的服务。

欧洲药物保健网络（Pharmaceutical Care Network Europe，PCNE）将药物审查定义为对患者所用药物进行结构化评估，旨在优化药物使用和改善健康结局，并发现与药物相关的问题，推荐干预措施[16]。这也是世界卫生组织在其"药无伤害"全球患者安全挑战计划中所保留的定义[1]。PCNE 将药物审查进一步定义为子类型，如表 1-1 所示。

表 1-1　PCNE 药物审查的类型[17]

类型	数据	通过用药审查获得的信息
1 型 （简单版）	用药史	药物-药物相互作用、药物副作用、剂量异常、依从性问题
2a 型 （中间版）	用药史和 患者信息	药物-药物相互作用、药物副作用、剂量异常、依从性问题、药物-食品相互作用、有效性问题、副作用、非处方药的问题
2b 型 （中间版）	用药史和医疗 （临床）信息	药物-药物相互作用、药物副作用、剂量异常、依从性问题、药物-食品相互作用、有效性问题、未经治疗的适应证、无适应证的治疗
3 型 （高级版）	用药史、 患者信息、 医疗（临床）信息	药物-药物相互作用、药物副作用、剂量异常、依从性问题、药物-食品相互作用、有效性问题、非处方药的问题、未经治疗的适应证、无适应证的治疗

换而言之，药物审查为医务人员提供了再次审查的机会，药剂师可以根据各种临床因素，如患者当前的健康状况、过去的医疗和手术史，以及实际的治疗计划，同时考虑患者的信念、偏好和担忧，来评估患者当前的药物。通过药物审查，还应根据患者的生活方式和饮食习惯，评估非处方药、中药、辅助药物和中西

医结合药物的使用情况。然而,根据 PCNE 对药物审查的定义,这种类型的评估只适用于 2b 型和 3 型药物审查,在此评估期间患者需要在场并提供信息。

2.2.2 药物使用审查的定义

作为药物审查的一个亚型,药物使用审查描述了药剂师与患者合作以改善患者的药物使用,考虑他们的偏好,并最终优化用药依从性[17,18]。这项服务特别针对多药治疗的患者,尤其是慢性疾病患者,以及确定有用药依从性问题的患者。参照PCNE对药物审查的定义,药物使用审查归属于 2a 型[17]。虽然这两种服务在改善健康结局方面同样重要,但药物审查的主要目标是改善临床结局,因此药物审查不仅包括用药依从性目标,还包括提高系统级效率,而药物使用审查旨在改善用药依从性。

2.3   药物审查和药物使用审查的应用

作为药物专家,药剂师无疑在药物审查中发挥关键作用。药剂师可以发挥主导作用,识别用药错误风险较高的患者,如多药治疗或服用高风险药物的患者,并对此类患者群体进行药物审查。在进行药物审查后,药剂师可以与处方者讨论治疗方案,或者在法律允许的情况下优化药物治疗方案。

分析患者用药,可以不同的形式优化药物治疗。例如,社区药剂师可以在专门的咨询室或门诊诊所与患者会面,审查他们的药物,查阅可用的临床数据,并与处方者沟通,提供药物治疗的建议。他们还可以制定和提出策略,以改善患者对药物的使用和理解,提高用药依从性。

例如,住院患者在医疗保健机构和医院首次入院时,药剂师也会进行药物审查。此时,他们可以关注患者的主诉、当前的病史、当前的指标(实验室检查、微生物培养、病理、影像学)和入院前的药物治疗,以及其他临床信息,以确保患者在住院期间得到安全有效的药物治疗。药物使用审查和用药重整还应联合进行,以获得对患者当前药物治疗的准确描述,包括处方药、非处方药、中药、辅助药物和中西医结合药物[19]。更多的相关信息请参考本书第二篇"用药重整"[6]。

3

药物审查和药物使用审查在全球的实践

在全球范围内,药物审查(medication review,MR)和药物使用审查(medicines use review,MUR)已经在不同的场景中得到了开发和实施。政府卫生当局、药房监管机构和药学专业组织为建立这些服务做出了很多贡献,制定了参考文件和指导文件,建立了薪酬模式,并对不同的结果进行了研究。一些国家和地区对这些服务进行了简单总结(见表1-2)。

表 1-2 不同国家和地区药物审查和药物使用审查的实施情况

国家和地区	项目名称	描述
澳大利亚	家庭药物审查(home medicines review,HMR)、住院药物管理审查(residential medication management review,RM-MR)和用药审查(Meds Check)	通过家庭药物审查和住院药物管理审查,药剂师访问患者,审查患者的药物管理需求,咨询其他专职医疗保健专业人员,并向全科医生提出用药建议[20]。该审查旨在优化药物治疗,防止出现与药物相关的额外伤害,特别是对因近期健康或治疗计划发生变化而面临用药错误风险的患者[20]。药物审查由内科医生(全科医生或住院医生)发起,并由联邦政府支付报酬[20,21]。此外,社区医疗机构也提供药物使用审查服务,主要关注患者对药物的了解情况[22]

续 表

国家和地区	项目名称	描述
加拿大	用药审查	在加拿大安大略省,用药审查是药剂师与患者之间进行访谈的药物使用审查形式[23]。患者必须符合某些标准才有资格获得这项服务,包括最少用药数量以及在特定的时间段,如刚出院、刚从医生或护士处转诊来,或基于药剂师的临床判断[23]。该项服务由省政府支付报酬[23]
英格兰	结构化的药物审查和药物使用审查	结构化的药物审查包括药剂师、患者以及多学科团队评估药物治疗的安全性和有效性[24]。药物使用审查曾是一项旨在优化药物治疗和解决用药依从性问题的有偿服务,但该项服务自 2021 年 3 月起被取消了[25]
日本	棕色袋计划(brown bag programme)	棕色袋计划由广岛制药协会领导,是由社区药剂师开展的一项药物使用审查服务,邀请该地区的患者带着所服用的药物(放在常用的棕色纸袋中)前往药房[26];然后,药剂师解决潜在的安全性问题,包括用药依从性问题,并通过面谈的方式对患者进行有关药物和健康问题的宣教[26]
荷兰	临床药物审查(clinical medication reviews)	为了解决老年人多药治疗的问题,不同医疗区域的药剂师可以通过临床药物审查来提高高危人群药物治疗的有效性,并有助于精简处方。这通常基于 STRIP 方法来开展(STRIP 是减少不适当处方的一种系统工具)[27]

续　表

国家和地区	项目名称	描述
新西兰	药物使用审查和药物审查	药物使用审查服务可由经认证的药剂师提供,以增加患者的药物知识,并提高他们的用药依从性[28]。药物审查也可由经认证的药剂师提供,作为临床评估的一种形式,以识别、解决和预防与药物相关的问题,优化药物治疗的有效性[28]
苏格兰	药品、保健和审查服务	社区药剂师与患者合作,审查药物使用情况,并解决有关药物治疗的任何问题(药物使用审查)[29],制订医疗计划来解决这些问题并确定改善药物使用的方法[29]
斯洛文尼亚	药物使用审查	药剂师根据标准操作程序在社区药房中对目标患者进行药物使用审查[30]。医疗保健中心的临床药剂师也可利用不同来源的临床信息(如患者访谈、用药史和临床指标)来提供药物审查服务[31]。该服务的结果随后被传输给患者的全科医生[31]
西班牙	REVISA 项目和conSIGUE 计划	借鉴英国的经验和指导,西班牙社区药房实施了药物使用审查服务[32]。药剂师审查患者的药物,并确保他们了解治疗药物[32]。开展 REVISA 项目是为了评估该服务建立的意义[32]。此外,还通过 conSIGUE 计划为社区药房内多药治疗的老年患者提供药物审查服务[33]

续 表

国家和地区	项目名称	描述
瑞士	多重用药检查（poly-medication check）	瑞士多重用药检查通过对患者用药史结构化访谈来进行,旨在为服用 4 种以上药物且至少服用 3 个月的患者提供服务[34,35]。该服务旨在解决用药依从性问题,并提高患者对药物的理解,但该服务已于 2020 年 7 月取消[34,35]
美国	药物治疗管理	药物治疗管理包括由药剂师提供的各种药学服务,如药物治疗审查(药物审查)[36,37]

临床、经济和人文影响

4.1 药物审查的影响

4.1.1 临床结局

药物审查是优化药物治疗的一种结构化方法,目前已有高质量的数据支持这项服务的临床影响。来自 10 个不同国家和地区的一项系统综述表明,药剂师通过药物审查能够发现老年患者存在的大量药物相关问题[38]。另外,荷兰有一项研究表明,通过对接受多药治疗的老年患者进行药物审查,社区药剂师识别每位患者平均有两个药物相关问题[39]。

数据显示,社区药剂师提供的药物审查服务使急诊科就诊的患者人数减少了[33,40]。还有数据显示,药物审查与改善处方结果有关,如减少多药治疗,选择最合适的药物和剂型,以及减少可预防的药物不良事件的发生[1,15]。

社区药剂师主导的药物审查也显示了对临床结局的其他益处,包括改善疾病控制、改善用药依从性和药物管理[41,42]。

然而,目前仍缺乏有力证据来证明药物审查作为一项单独服务时在其他临床结局方面(如死亡率或再入院率)的有效性[43-45]。药物审查应该与其他药学服务一起进行,如药物核对、患者教育和医疗过渡期随访,从而达到最佳的效果[46,47]。已有研究证明,与接受常规治疗的患者相比,接受药物审查的患者住院人数减少了近 20%,急诊室就诊次数减少了约 50%[1,47],与药物相关的再入院人数也减少了 80%[1,47]。

目前的数据已证明药剂师主导的药物审查在临床结局方面的持续有效性。更多可靠、切实的数据将进一步加强药剂师主导的药物审查,并将其作为一项基本服务,以确保患者用药安全。

4.1.2　经济结局

虽然已有数据证明药物审查对临床结局的影响,但其对卫生系统的有利数据仍然缺乏。部分研究证明,通过临床干预(包括药物审查),每位患者的医疗总成本降低了 230 美元[1,47];同时,在医疗机构内,在患者住院及出院时进行药物审查,也具有一定的经济效益[48-50]。

但也有数据显示,药剂师主导的药物审查与常规护理相比,住院人数和成本效益并无差异[15,51]。

要真正评估药物审查的成本效益和可持续性,还需要很长的时间,目前还难以评估其经济影响。面对这些相互矛盾的结果,我们仍需要更多的研究来评估药物审查对医疗成本和卫生系统的益处。

4.1.3　人文结局

目前已有一些研究关注药物审查的人文成果。在荷兰,根据 EQ-Visual 模拟量表,临床药物审查被认为可以改善老年患者的生活质量,但该研究没有通过 EQ-5D-5L 评分系统[52]。有研究系统回顾了澳大利亚医疗机构中进行的药物审查对治疗结果的影响,发现只有一项研究使用阿尔茨海默病生活质量量表评估了患者生活质量,但该研究不足以确定药物审查的任何影响;其中还有两项研究表明药物审查降低了用药负荷,减少了药物副作用[53]。另一篇系统综述对社区医院的 20 项研究进行系统回顾,发现社区患者最常用的评估方法是 SF-36 量表,且仅有 4 项研究证实药物审查对生活质量有显著改善作用。其中只有一项研究可以纳入荟萃分析,但结果提示药物审查并未获益[51,54]。纳入 13 项随机对照临床试验的系统综述中也只有一项研究评估了患者的生活质量,最终无法对该结果进行荟萃分析[54]。我们仍需要更可靠的数据来证实药物审查对人文成果的积极影响。

关于药物审查对人文结局影响的数据并不充分,因为目前的生活质量监测指标并没有具体评估药学服务的影响,且研究涉及不同的因素和领域[55]。目前的监测指标可能还不够敏感,无法很好评估药学服务及药物审查的人文影响[55]。这就有必要制订与健康有关的生活质量监测指标,特别是与药学服务有关的指标[55]。

4.2   药物使用审查的影响

药物使用审查旨在通过与患者的互动来提高用药依从性。因此,围绕药物使用审查的结果评价主要与用药依从性有关,而不是临床或经济结果。多项研究证实,用药依从性的改善程度因依从性的基线水平不同而异,尽管由于服务的差异性可能导致其总体有效性难以证明[30,34,56]。值得注意的是,这些研究中用于衡量用药依从性的方法存在差异,如纳入了不同治疗阶段的患者,这可能导致用药依从性改善的证据不足。研究中 ABC 分类法描述的用药依从性基于行为和药理学的概念,有可量化数据[57]。这项服务总体上增加了患者对其药物治疗的理解,且受到患者的支持[32,35]。

从长远来看,让患者参与药物治疗,可提高患者的用药依从性。患者可以更好地使用药物来改善预后,减少药物浪费[56]。患者的治疗效果不佳,可能是因为用药依从性不佳,而不是缺乏有效性,因此尽早发现用药依从性不佳的问题,可以避免因错误增加药物剂量而导致发生某些不良反应的风险。此外,药物使用审查可能是患者进行进一步自我护理的一种方法,可以减轻转诊和急诊的负担[56]。

为了有效实施药物使用审查,我们必须投入一定的时间、精力和资源,也需要高质量的研究来评估其成本效益。

5

实施有效的服务

5.1 药物审查的条件和要求

药物审查需要一定的运营条件和人力资源[56],以确保得到最佳实施。此外,应开发患者优先排序工具,以优化药物审查的使用,并将个性化服务提供给最能从中受益的人[21,58]。

5.1.1 数据和信息的获取

药物审查是对患者药物治疗的结构化评估。药剂师需要获得必要的信息以充分分析药物治疗方案,识别已存在或潜在的用药问题,并提出必要的干预措施。一般来说,应参考三个信息来源:用药史、临床资料和患者资料(访谈)。

药剂师必须了解患者的药物治疗信息。需要重点关注患者目前在用药物和既往用药史,应包括但不限于以下内容:①药品名称;②剂型;③剂量;④方案;⑤给药途径;⑥治疗持续时间(包括开始日期和结束日期);⑦处方者的名字和专业。

理想情况下,这些信息应以纸质或电子的形式集中记录并可查阅,以便对患者的记录进行分析。这些信息以及患者用药相关的处方或文件,应直接从患者处获得或与患者一起核实。

除药物治疗信息外,还应咨询临床数据,以确保正确了解患者当前的健康状况。临床数据包括目前的检查结果(实验室检查结果、微生物培养和抗菌药物敏感性试验,以及影像学和病理报告)、既往医疗和手术史、家族史、健康状况和近期住院情况等。这些信息需保证可以通过电子接口和纸质文件来访问,以确保在电子系统不可用时也能获得。

最后,患者访谈也是药物审查收集数据的一个组成部分[59]。通过患者访谈,药剂师可以获得没有常规记录的信息,包括副作用、用药依从性、药物偏好、生活习惯、非处方药、中药、膳食补充剂和综合疗法。

5.1.2　资源和后勤保障

药物审查需要足够的时间、资源、后勤保障和专业培训。药剂师除配药和咨询外,还应安排具体的时间正确实施药物审查。此外,需提供药物审查的工具(如电子设备、软件或文件),来收集和记录所有的药物审查内容;同时也需要一个固定的区域来进行患者访谈。除此之外,药剂师应该接受必要的培训,以最佳地开展这项服务。

指导药剂师实施药物审查的有用资源有临床工具、交互检测软件、数据库、临床决策支持系统和指导文件(如药物适当性指数、Beers 标准、STOPP/START 标准、处方算法,以及地方、区域、国家或国际指南)等[60-63]。

适当的薪酬计划对于药剂师主导服务(包括药物审查)的可持续性发展是非常重要的。适当的薪酬计划不仅可以补偿药物审查所需的时间、精力和工具,还可以用来表彰药剂师的专业知识和经验,以及这项服务所节省的费用。利益相关者必须意识到对服务进行适当补偿,并且该笔补偿费用最好由公共和(或)

私人第三方支付。

5.1.3　沟通和协作

跨专业合作对于有效完成药物审查是至关重要的。药剂师分析患者的档案并提出干预措施,但如果这些干预措施没有得到很好接受和执行,那么结果必然是有限的。此外,作为药学专家和医务人员的关键成员,药剂师有责任提出建议和干预措施,优化患者的药物治疗。

例如,在社区环境中,为解决处方者与药剂师之间的药物治疗和处方问题,全科医生和其他门诊成员需要合作。良好的沟通渠道、清晰和简洁的文档以及共享信息访问对全员合作是至关重要的。以卫生保健机构和医院为例,提出药物治疗建议并执行,需要处方者、护理人员和其他卫生保健从业人员之间的互相合作和共同努力[64]。在医疗过渡期,例如出院或转成家庭护理后,也需确保持续性开展药物审查工作[64,65]。

除与其他医疗保健人员合作努力外,与患者建立信任关系也是同样重要的。在分析药物资料时,需保持开放的态度,关注患者对其药物治疗的想法。患者的偏好可以直接影响药剂师的干预措施。药剂师应与患者进行充分沟通,解释用药建议,提供以患者为中心的药学服务。

5.2　药物使用审查的注意事项

在药物使用审查的背景下,信息获得的来源主要是用药史和患者访谈。这些信息对于评估患者的用药依从性是至关重要的,对于评估药物有效性、安全性和耐受性问题也同样重要。根据这些数据,药剂师可以采取更好的行动来改善患者的用药情况。

与药物审查一样,药物使用审查也需要必要的时间、资源、组织和培训才能有效实施。因此,特定的时间、设备、空间和薪酬计划都很重要。

5.3 资源匮乏所面临的挑战

如前所述,为了有效实施药物审查,需要满足关于必要数据、组织、系统和合作关系方面的一些条件。这些条件在规模较小的药房或发展中地区均应得到满足,以获得最佳的药物审查和药物使用审查。

对于用药史、调查数据、临床信息和文档,可以使用简单的纸质图表而不是复杂的软件。药剂师可以亲自与患者交流,收集信息,进行用药宣教,提高患者用药依从性,这些只需要很少的材料或技术资源。

系统性变化可以在所有环境中发生,以倡导药剂师主导的服务(如药物审查和药物使用审查),并确保其得到认可和补偿。在任何环境下,与处方者和患者之间的协作也是可行的。药物审查的最终目标是优化药物治疗的各个方面,从而改善患者的健康结局。

药物审查和药物使用审查流程

6.1　分步流程和最小信息集

药物审查和药物使用审查的分步流程对比见表 1-3。目前已有可直接使用或适应当地实践的药物审查过程,可基于不同的实施方法来进行药物审查[1,58]。另外,药物使用审查是药物审查的一个亚型,两者主要的数据来源均涉及用药史和患者信息。药物使用审查的重点是改善患者的用药依从性及其对药物治疗的理解。表 1-3 介绍了改编自 PCNE 的药物审查流程[66]。在提供这些服务之前,药剂师首先应与患者建立信任关系。

表 1-3　药物审查和药物使用审查的流程

步骤	药物审查	药物使用审查
在得到患者同意的情况下收集所有必要的资料	数据可能包括实验室检查结果、微生物培养和抗菌药物敏感性测试、影像学和病理报告、既往医疗和手术史的信息,以及近期住院情况等	数据包括患者目前正在服用的最新药物列表,可以从药房数据库或患者档案中获取

续 表

步骤	药物审查	药物使用审查
在得到患者同意的情况下收集所有必要的资料	重要的是要在药物审查之前进行药物核对,以准确、全面地了解患者当前的药物治疗,特别是如果患者最近出院或经历了医疗过渡期	在查看药物清单时,药剂师可以帮助患者核实那些可能需要进一步确认的药物清单
与患者合作,了解药物治疗史	①患者能够遵循服药方案吗? ②患者是否认为自己需要接受药物治疗? ③患者是否经历过(或正在经历)药物不良反应? ④患者在服药时是否感到症状缓解/改善? ⑤患者是否提到了坚持用药的任何障碍? ⑥患者在以前服用过该药的情况下,是否坚持服用? ⑦药物是否会干扰患者的生活方式? ⑧每种药物是否仍有适应证? ⑨是否每种疾病诊断都使用药物治疗(注意到一些疾病可能不需要药物治疗,有一些疾病可能需要不止一种药物治疗)? ⑩该药物最低有效剂量是多少?如果患者有肾损害或肝损害,是否有药物或剂量需要调整? ⑪每种药物有没有副作用? ⑫是否存在药物-药物、药物-疾病、药物-传统药物或补充药物、药物-食物相互作用? ⑬能否简化给药方案或给药途径?	①患者能够遵循服药方案吗? ②患者是否有用药的必要? ③患者是否经历过(或正在经历)药物不良反应? ④患者在服药时是否感到症状缓解/改善?

续　表

步骤	药物审查	药物使用审查
	⑭还有比这种药更划算的替代品吗？ ⑮新的指南是否建议或删减了该药物的使用（治疗中的地位）？ ⑯每种药物都能被妥善地储存和处理吗？ ⑰是否可以使用其他非药物治疗方法？ ⑱是否有其他非处方药物、天然保健品、补充药物或传统药物需要干预？	
和患者一起审查其健康素养水平和自我监测能力	①患者了解他们的药物和适应证吗？ ②如果需要，患者是否能够进行自我监测（血糖、血压等）？ ③患者是否知道哪些危险症状需要紧急医疗咨询？	
和患者一起重新评估药品管理和用药依从性	①患者是否有书面的药物治疗计划，它是最新的吗？ ②治疗方案和药物治疗计划对患者而言方便吗？患者在用药时是否有问题？ ③是否可以通过使用剂量辅助工具（如药盒）改善药物管理？ ④患者是否遵循了药物治疗计划？ ⑤患者是否相信药物的益处？患者是否担心药物伤害？ ⑥药物是否会干扰患者的生活方式或信仰？	
识别与药物相关的监护问题，并确定干预措施	①患者是否同意变更，并愿意实施这些变更？ ②患者是否同意进行随访沟通，以监测药物安全性和有效性，并监测用药依从性？ ③是否应该优先考虑其他干预措施？	①患者是否同意变更，并愿意实施这些变更？ ②是否应该优先考虑其他干预措施？

续　表

步骤	药物审查	药物使用审查
识别与药物相关的监护问题，并确定干预措施	④处方者是否同意所建议的药物变更，他们会按用药建议采取行动吗？ ⑤处方者是否同意跟进沟通以监测药物安全性和有效性？	③患者是否同意进行随访沟通，以监测药物安全性和有效性，并监测患者的用药依从性变化？
与处方者和其他医疗保健专业人员进行沟通，并记录建议的变更	多学科合作是适当实施干预措施的必要条件。因此，药剂师所建议的干预措施应通过协作方式及时传达给处方者和其他保健专业人员。文献或参考资料也可以发送给相关各方，以支持这些建议。讨论变更后，应告知患者结果。最后，确保整个过程均有记录	在患者同意的情况下，药剂师所建议的干预措施可以通过协作的方法传达给处方者和其他医疗保健专业人员，以提供信息或记录。文献或参考资料也可以发送给相关各方，以支持这些建议。最后，确保整个过程均有记录

　　药物审查的简单流程见图 1-1。每种药物必需的审查信息，尤其是药物审查服务见图 1-2。

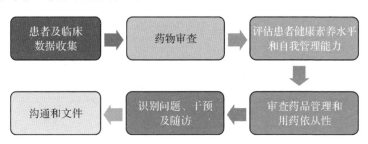

图 1-1　药物审查和药物使用审查的分步过程

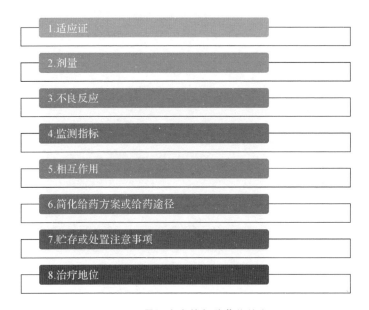

图 1-2　需要审查的每种药物信息

6.2　药物审查实施工具

FIP 推荐的药物审查模板表单可用于协助药物审查的实施。更多信息、指南和工具、专业组织或卫生当局编制的文献和文件可随时获得[20,23,36,67]。

附：药物审查模板表单

个人信息	
面谈日期	
患者姓名	
出生日期	
性别	
身高和体重	
健康保险信息	
患者电话号码	
药房名称	
初级保健医生、专科医生和其他相关医疗保健专业人员的姓名	
初级保健医生、专科医生和其他相关医疗保健专业人员的联系方式	
最近住院情况	
过敏药物	
不耐受药物	
药物管理（由患者或护理人员提供）	
使用预分装设备情况（如由患者或药房准备的预包装或分剂量辅助设备）	
健康素养水平	
用药依从性	
生活方式和习惯（吸烟、娱乐性药物、酒精、营养、日常生活活动的自主权）	
最近的药物变化（在近几个月或一年内）	

临床资料收集	
既往病史及当前医疗状况	
既往手术史	
家族健康史	
相关的实验室检查结果和即时或动态检测结果	
相关的微生物培养和抗菌药物敏感性实验结果	
相关影像结果	
肾功能（数据，如肌酐、肌酐清除率、估计的肾小球滤过率）	
肝功能（数据，如肝功能测试或 Child-Pugh 评分）	

药物审查和评估							
药物（通用名）	厂家	剂型	剂量	频率	给药途径	适应证	建议（不良反应、处置措施、用药相互作用、监测、用药依从性等）

7

结　论

本工作手册旨在为药物审查(包括药物使用审查)服务的实施提供参考,通过结构化过程建设,以优化药物治疗并提高患者依从性。实施工具可以直接使用或适应当地实践。以本工作手册为基础,其他国家和地方可以推出更完善的药剂师主导的药物审查及药物使用审查。

基于指南和临床实践证据,药物审查是一项有价值的服务,可以解决用药错误并减少药物相关的伤害,促进患者安全用药。此外,药物审查还可以提高药物使用的有效性和安全性,提高患者的用药依从性以及帮助他们理解治疗方案,从而最终改善健康结局。

目前研究已证实药物审查和药物使用审查的多重好处,药剂师应该在倡导、实施和开展这项服务中发挥主导作用。在社区和医院药房都应该提供必要的资源、组织和条件,包括由第三方支付的报酬模式。只有提供最佳的环境,药剂师才能有效实施药物审查和药物使用审查,减少用药错误的发生,保障患者安全,从而进一步提高其临床效益和成本效益。

参考文献

［1］World Health Organization. Medication safety in polypharmacy. Geneva：World Health Organization[Internet]. 2019. ［Cited：15 Nov 2020］. Available at：https：//apps. who. int/iris/bitstream/handle/10665/325454/WHO-UHC-SDS-2019. 11-eng. pdf.

［2］World Health Organization. WHO launches global effort to halve medication-related errors in 5 years[Internet]. 2017. updated 2017. ［Accessed：9 December 2020］. Available at：https：//www. who. int/news/item/29-03-2017-who-launches-global-effort-to-halve-medication-related-errorsin-5-years.

［3］World Health Organization. The High 5s project：interim report. Geneva (CH)：world Health Organization[Internet]. 2013. ［Cited：9 December 2020］. Available at：https：//www. who. int/patientsafety/implementation/solutions/high5s/High5_InterimReport. pdf.

［4］World Health Organization. Medication without harm[Internet]. c2021. updated 2021. ［accessed：7 December 2021］.

Available at: https://www. who. int/initiatives/medication-with-out-harm.

[5]International Pharmaceutical Federation. Patient safety: pharmacists' role in "Medication without harm". The Hague (NL): International Pharmaceutical Federation [Internet]. 2020. [Cited: 7 December 2021]. Available at: https://www. fip. org/file/4757.

[6]International Pharmaceutical Federation. Medicines reconciliation: a toolkit for pharmacists. The Hague(NL): International Pharmaceutical Federation [Internet]. 2021. [Cited: 7 December 2021]. Available at : https://www. fip. org/file/4949.

[7]National Coordinating Council for Medication Error Reporting and Prevention. What is a medication error? [Internet]. New York (NY): National Coordinating Council for Medication Error Reporting and Prevention; 2015. updated 2015. [Accessed: 7 December 2021]. Available at: https://www. nccmerp. org/about-medicationerrors.

[8]World Health Organization. Medication errors. Geneva (CH): World Health Organization [Internet]. 2016. [Cited: 7 December 2021]. Available at: https://apps. who. int/iris/handle/10665/252274.

[9]World Health Organization. Adherence to long-term therapies: evidence for action. Geneva (CH): World Health Organization [Internet]. 2003. [Cited: 9 December 2020]. Available at: https://apps. who. int/iris/bitstream/handle/

10665/42682/9241545992. pdf.

[10]Aitken M, Gorokhovich L. Advancing the responsible use of medicines: applying levers for change [Internet]. 2013. updated 2013. [Accessed: 9 December 2020]. Available at: https://papers. ssrn. com/sol3/papers. cfm? abstract_id=2222541.

[11]International Pharmaceutical Federation. FIP statement of policy: the role of pharmacists in promoting patient safety. The Hague (NL): International Pharmaceutical Federation [Internet]. 2020. [Cited: 7 December 2021]. Available at: https://www. fip. org/file/4788.

[12]World Health Organization. Patient safety curriculum guide: multi-professional edition. Geneva (CH): World Health Organization [Internet]. 2011. [Cited: 4 January 2022]. Available at: https://www. who. int/publications/i/item/9789241501958.

[13]World Health Organization. Jeddah Declaration on Patient Safety to shape safer systems for future generations [Internet]. 2019. updated 2019. [Accessed: 4 January 2022]. Available at: https://www. who. int/news/item/04-03-2019-jeddah-declaration-on-patient-safety-to-shape-safer-systems-for-future-generations.

[14]Kubacka RT. A primer on drug utilization review. J Am Pharm Assoc (Wash), 1996,NS36(4):257-261,279. [Cited: 9 December 2020]. Available at: https://pubmed. ncbi. nlm. nih. gov/8919601/.

[15]Blenkinsopp A, Bond C, Raynor DK. Medication re-

views. Br J Clin Pharmacol, 2012, 74(4):573-580. [Cited: 9 December 2020]. Available at: https://pubmed. ncbi. nlm. nih. gov/22607195/.

[16]Griese Mammen N, Hersberger KE, Messerli M, et al. PCNE definition of medication review: reaching agreement. Int J Clin Pharm, 2018, 40(5):1199-1208. [Cited: 7 December 2021]. Available at: https://pubmed. ncbi. nlm. nih. gov/30073611/.

[17]Pharmaceutical Care Network Europe. PCNE statement on medication review [Internet]. 2013. updated 2013. [Accessed: 7 December 2021]. Available at: https://www. pcne. org/upload/ files/150_20160504_PCNE_MedRevtypes. pdf.

[18]Clyne W, Blenkinsopp A, Seal R. A guide to medication review. Liverpool (GB): National Prescribing Centre [Internet]. 2008. [Cited: 8 December 2021]. Available at: https://www. sefap. org/media/upload/arxius/formacion/aula_ fap_2010/bibliografia/guide_medication_review_2008. pdf.

[19]Bjeldbak-Olesen M, Danielsen AG, Tomsen DV, et al. Medication reconciliation is a prerequisite for obtaining a valid medication review. Dan Med J, 2013,60(4):A4605. [Cited: 7 December 2021]. Available at: https://pubmed. ncbi. nlm. nih. gov/23651715/.

[20]Australian Government Department of Health. Medication management reviews [Internet]. 2014. updated 2014. [Accessed: 9 December 2020]. Available at: https://www. health. gov. au/internet/main/publishing. nsf/Content/medica-

tion_management_reviews. htm.

［21］Society of Hospital Pharmacists of Australia. Hospi-
tal-initiated medication reviews. Collingwood（AU）：Society of
Hospital Pharmacists of Australia［Internet］. 2020.［Cited：8 De-
cember 2021］. Available at：https：//www. shpa. org. au/sites/de-
fault/files/uploaded-content/website-content/Fact-sheets-position-
statements/hospital-initiated_medication_reviews_hppu. pdf.

［22］Pharmacy Programs Administrator. MedsCheck and Dia-
betes Medscheck［Internet］. c2017. updated 2021.［Accessed：
8 December 2021］. Available at：https：//www. ppaonline. com.
au/programs/medicationmanagement-programs/medscheck-and-dia-
betes-medscheck.

［23］Ontario Ministry of Health and Ministry of Long-
Term Care. MedsCheck［Internet］. c2008. updated 2008.
［Accessed：9 December 2020］. Available at：https：//www.
health. gov. on. ca/en/pro/programs/drugs/medscheck/meds-
check_original. aspx.

［24］National Health Service. Structured medication re-
views and medicines optimisation［Internet］. 2020. updated
2020.［Accessed：8 December 2021］. Available at：https：//
www. england. nhs. uk/primarycare/pharmacy/smr/.

［25］Pharmaceutical Services Negotiating Committee. Medi-
cines use review（MUR）-archive information［Internet］. c2021.
updated 2021.［Accessed：7 December 2021］. Available at：ht-
tps：//psnc. org. uk/servicescommissioning/advanced-services/murs/.

［26］Akazawa M，Nomura K，Kusama M，et al. Drug utilization reviews by community pharmacists in Japan: identification of potential safety concerns through the brown bag program. Value Health Reg Issues, 2012, 1(1):98-104. [Cited: 7 December 2021]. Available at: https://pubmed. ncbi. nlm. nih. gov/29702835/.

[27] Federation of Medical Specialists. Polypharmacy in the elderly [Internet]. 2020. updated 2021. [Accessed: 7 December 2021]. Available at: https://richtlijnendatabase. nl/richtlijn/polyfarmacie_bij_ouderen/polyfarmacie_bij_ouderen_korte_beschrijving. html.

[28] Pharmaceutical Society of New Zealand. Medicines management [Internet]. c2021. updated 2021. [Accessed: 7 December 2021]. Available at: https://www. psnz. org. nz/education/accreditedcourses/medicinemanagement.

[29] National Health Service inform. Medicines, care and review service [Internet]. 2021. updated 2021. [Accessed: 4 January 2022]. Available at: https://www. nhsinform. scot/care-support-and-rights/nhsservices/pharmacy/medicines-care-and-review-service.

[30] Makovec UN, Locatelli I, Kos M. Improved adherence with medicines use review service in Slovenia: a randomized controlled trial. BMC Health Serv Res, 2021, 21(1):266. [Cited: 7 December 2021]. Available at: https://pubmed. ncbi. nlm. nih. gov/33752647/.

[31] Imfeld-Isenegger T, Soares IB, Makovec UN, et al. Community pharmacist-led medication review procedures across

Europe: characterization, implementation and remuneration. Res Social Adm Pharm, 2020,16(8):1057-1066. [Cited: 4 January 2022]. Available at: https://pubmed. ncbi. nlm. nih. gov/ 31734100/.

[32]García-Agua Soler N, Gómez-Bermúdez E, Baixauli-Fernández VJ, et al. Medicines use review service in community pharmacies in Spain: REVISA project. Int J Clin Pharm, 2021, 43(3):524-531. [Cited: 7 December 2021]. Available at: https://pubmed. ncbi. nlm. nih. gov/32996076/.

[33] Martínez-Martínez F, Gastelurrutia MA, Benrimoj SI, et al. conSIGUE: clinical, economic and humanistic impact of the medication review with follow-up service in aged polypharmacy patients in Spanish community pharmacy. Madrid (ES): Spanish General Council of Official Colleges of Pharmacists [Internet]. 2014. [Cited: 8 December 2021]. Available at: https://www. farmaceuticos. com/wpcontent/uploads/ 2020/02/Resultados-Definitivos-Programa-Consigue-Impacto-2011-2014. pdf.

[34]Messerli M, Blozik E, Vriends N, et al. Impact of a community pharmacist-led medication review on medicines use in patients on polypharmacy—a prospective randomised controlled trial. BMC Health Serv Res, 2016,16:145. [Cited: 7 December 2021]. Available at: https://pubmed. ncbi. nlm. nih. gov/27108410/.

[35]Messerli M, Vriends N, Hersberger KE. Humanistic outcomes and patient acceptance of the pharmacistled medica-

tion review "Polymedication Check" in primary care in Switzerland：a prospective randomized controlled trial. Patient Prefer Adherence，2018，12：1071-1078.［Cited：7 December 2021］. Available at：https：//pubmed. ncbi. nlm. nih. gov/29950820/.

［36］American Pharmacists Association. Medication therapy management（MTM）services［Internet］. c2021. updated 2021.［Accessed：7 December 2021］. Available at：https：//www. pharmacist. com/Practice/Patient-CareServices/Medication-Management.

［37］Centers for Disease Control and Prevention. Community pharmacists and medication therapy management［Internet］. 2021. updated 2021.［Accessed：7 December 2021］. Available at：https：//www. cdc. gov/dhdsp/pubs/guides/bestpractices/pharmacist-mtm. htm.

［38］Gudi SK，Kashyap A，Chhabra M，et al. Impact of pharmacist-led home medicines review services on drugrelated problems among the elderly population：a systematic review. Epidemiol Health，2019，41：e2019020.［Cited：9 December 2020］. Available at：https：//pubmed. ncbi. nlm. nih. gov/31096747/.

［39］Chau SH，Jansen APD，van de Ven PM，et al. Clinical medication reviews in elderly patients with polypharmacy：a cross-sectional study on drug-related problems in the Netherlands. Int J Clin Pharm，2016，38(1)：46-53.［Cited：9 December 2020］. Available at：https：//pubmed. ncbi. nlm. nih. gov/26597955/.

[40]Tasai S, Kumpat N, Dilokthornsakul P, et al. Impact of medication reviews delivered by community pharmacist to elderly patients on polypharmacy: a meta-analysis of randomized controlled trials. J Patient Saf, 2021, 17(4):290-298. [Cited: 8 December 2021]. Available at: https://pubmed. ncbi. nlm. nih. gov/30920431/.

[41]Jokanovic N, Tan EC, Sudhakaran S, et al. Pharmacist-led medication review in community settings: an overview of systematic reviews. Res Social Adm Pharm, 2017, 13(4): 661-685. [Cited: 9 December 2020]. Available at: https:// pubmed. ncbi. nlm. nih. gov/27665364/.

[42]Hatah E, Braund R, Tordoff J, et al. A systematic review and meta-analysis of pharmacist-led fee-forservices medication review. Br J Clin Pharmacol, 2014, 77(1):102-115. [Cited: 8 December 2021]. Available at: https://pubmed. ncbi. nlm. nih. gov/23594037/.

[43] Christensen M, Lundh A. Medication review in hospitalised patients to reduce morbidity and mortality. Cochrane Database Syst Rev, 2016,2(2):CD008986. [Cited: 8 December 2021]. Available at: https://pubmed. ncbi. nlm. nih. gov/26895968/.

[44]Huiskes VJB, Burger DM, van den Ende CHM, et al. Effectiveness of medication review: a systematic review and meta-analysis of randomized controlled trials. BMC Fam Pract, 2017,18(1):5. [Cited: 8 December 2021]. Available at: https://pubmed. ncbi. nlm. nih. gov/28095780/.

[45]Blum MR, Sallevelt BTGM, Spinewine A, et al. Op-

timizing therapy to prevent avoidable hospital admissions in multimorbid older adults (OPERAM): cluster randomised controlled trial, BMJ, 2021, 374: n1585. [Cited: 8 December 2021]. Available at: https://pubmed. ncbi. nlm. nih. gov/34257088/.

[46]Dautzenberg L, Bretagne L, Koek HL, et al. Medication review interventions to reduce hospital readmissions in older people. J Am Geriatr Soc, 2021,69(6):1646-1658. [Cited: 8 December 2021]. Available at: https://pubmed. ncbi. nlm. nih. gov/33576506/.

[47]Gillespie U, Alassaad A, Henrohn D, et al. A comprehensive pharmacist intervention to reduce morbidity in patients 80 years or older: a randomized controlled trial. Arch Intern Med, 2009, 169(9):894-900. [Cited: 8 December 2021]. Available at: https://pubmed. ncbi. nlm. nih. gov/19433702/.

[48]Hasan SS, Thiruchelvam K, Kow CS, et al. Economic evaluation of pharmacist-led medication reviews in residential aged care facilities. Expert Rev Pharmacoecon Outcomes Res, 2017, 17(5):431-439. [Cited: 8 December 2021]. Available at: https://pubmed. ncbi. nlm. nih. gov/28825502/.

[49]Hodson K, Blenkinsopp A, Cohen D, et al. Evaluation of the discharge medicines review service. Wales (GB): Community Pharmacy Wales [Internet]. 2014. [Cited: 8 December 2021]. Available at: http://www. cpwales. org. uk/Contract-support-and-IT/Advanced-Services/Discharge-Medicines-Review-(DMR)/Evaluation-of-the-DMR-Service/Evalua-

tion-of-the-DMR-service. aspx.

［50］National Health Service. Care home pharmacists to help cut overmedication and unnecessary hospital stays for frail older patients［Internet］. 2018. updated 2018. ［Accessed: 8 December 2021］. Available at: https://www. england. nhs. uk/2018/03/care-home-pharmacists-to-help-cut-over-medica-tion-and-unnecessaryhospital-stays-for-frail-older-patients/.

［51］Loh ZWR, Cheen MHH, Wee HL. Humanistic and economic outcomes of pharmacist-provided medication review in the community-dwelling elderly: a systematic review and meta-analysis. J Clin Pharm Ther, 2016,41(6):621-633. ［Cited: 8 December 2021］. Available at: https://pubmed. ncbi. nlm. nih. gov/27696540/.

［52］Verdoorn S, Kwint HF, Blom JW, et al. Effects of a clinical medication review focused on personal goals, quality of life, and health problems in older persons with polypharmacy: a randomised controlled trial (DREAMeR-study). PLoS Med, 2019, 16(5):e1002798. ［Cited: 4 January 2022］. Available at: https://pubmed. ncbi. nlm. nih. gov/31067214/.

［53］Chen EYH, Wang KN, Sluggett JK. Process, impact and outcomes of medication review in Australian residential aged care facilities: a systematic review. Australas J Ageing, 2019, 38 Suppl 2:9-25. ［Cited: 20 January 2022］. Available at: https://pubmed. ncbi. nlm. nih. gov/31496065/.

［54］Christopher CM, Kc B, Blebil A, et al. Clinical and humanistic outcomes of community pharmacy-based healthcare interventions regarding medication use in older adults: a systematic review and meta-Analysis. Healthcare (Basel), 2021, 9(11):1577. [Cited: 4 January 2022]. Available at: https://pubmed. ncbi. nlm. nih. gov/34828622/.

[55]Mohammed MA, Moles RJ, Chen TF. Impact of pharmaceutical care interventions on health-related quality-of-life outcomes: a systematic review and meta-analysis. Ann Pharmacother, 2016, 50(10):862-881. [Cited: 20 January 2022]. Available at: https://pubmed. ncbi. nlm. nih. gov/27363846/.

[56]Latif A. Community pharmacy medicines use review: current challenges. Integr Pharm Res Pract, 2018, 7:83-92. [Cited: 7 December 2021]. Available at: https://pubmed. ncbi. nlm. nih. gov/30023339/.

[57]Vrijens B, De Geest S, Hughes DA, et al. A new taxonomy for describing and defining adherence to medications. Br J Clin Pharmacol, 2012, 73(5):691-705. [Cited: 11 January 2022]. Available at: https://pubmed. ncbi. nlm. nih. gov/22486599/.

[58]Mair A, Wilson M, Dreischulte T. Addressing the challenge of polypharmacy. Annu Rev Pharmacol Toxicol, 2020, 60:661-681. [Cited: 8 December 2021]. Available at: https://pubmed. ncbi. nlm. nih. gov/31589822/.

[59]Kari H, Kortejärvi H, Airaksinen M, et al. Patient involvement is essential in identifying drug-related problems. Br J Clin Pharmacol, 2018, 84(9):2048-2058. [Cited: 8 December 2021]. Available at: https://pubmed. ncbi. nlm. nih. gov/29774588/.

[60]2019 American Geriatrics Society Beers Criteria® Update Expert Panel. American Geriatrics Society 2019 updated AGS Beers Criteria® for potentially inappropriate medication use in older adults. J Am Geriatr Soc, 2019, 67(4):674-694. [Cited: 8 December 2021]. Available at: https://pubmed. ncbi. nlm. nih. gov/30693946/.

[61]O'Mahony D, O'Sullivan D, Byrne S, et al. STOPP/START criteria for potentially inappropriate prescribing in older people: version 2. Age Ageing, 2015, 44(2):213-218. [Cited: 8 December 2021]. Available at: https://pubmed. ncbi. nlm. nih. gov/25324330/.

[62]Canadian Deprescribing Network. Deprescribing algorithms [Internet]. c2017. updated 2017. [Accessed: 8 December 2021]. Available at: https://www. deprescribingnetwork. ca/algorithms.

[63]Hanlon JT, Schmader KE, Samsa GP. et al. A method for assessing drug therapy appropriateness. J Clin Epidemiol, 1992, 45(10):1045-1051. [Cited: 4 January 2022]. Available at: https://pubmed. ncbi. nlm. nih. gov/1474400/.

[64]Walraven B, Ponjee G, Heideman W, et al. Medication reviews in hospitalized patients: a qualitative study on perceptions of primary and secondary care providers on interprofessional collaboration. BMC Health Serv Res, 2020, 20(1): 902. [Cited: 8 December 2021]. Available at: https:// pubmed. ncbi. nlm. nih. gov/32993650/.

[65]Ponjee GHM, van de Meerendonk HWPC, Janssen

MJA，et al. The effect of an inpatient geriatric stewardship on drug-related problems reported by patients after discharge. Int J Clin Pharm，2021，43（1）：191-202. ［Cited：8 December 2021］. Available at：https：//pubmed. ncbi. nlm. nih. gov/32909222/.

［66］Pharmaceutical Care Network Europe. How to perform a medication review ［Internet］. 2012. updated 2012. ［Accessed：7 December 2021］. Available at：https：//www. pcne. org/conference/7/pcne-medicationreview-symposium-2012.

［67］National Health Service. Structured medication reviews and medicines optimisation：guidance. London（GB）：National Health Service ［Internet］. 2020. ［Cited：11 January 2022］. Available at：https：//www. england. nhs. uk/wp-content/uploads/2020/09/SMR-Spec-Guidance-2020-21-FINAL-. pdf.

第二篇

用药重整

引　言

最近的一项 Cochrane 综述发现，即使给予标准的健康护理，仍有 55.9％的患者在医疗过渡阶段存在一项或多项用药差异风险[1]。而这种危害是可以避免的，我们需要采取适当的程序，以尽量减少错误并优化药物使用。

用药差异或用药错误在全球范围内具有惊人的发生率，这也增加了全球卫生保健负担及可预防原因造成的死亡，建议在每个保健环境中开展用药重整。

2017 年，世界卫生组织(WHO)发起了一项关于药物安全的全球倡议，即全球患者安全挑战计划，旨在到 2022 年使所有国家严重的、可避免的用药伤害减少 50％。

FIP 遵循该挑战计划的目标，并认识到需要在门诊和住院过程中为药剂师主导的用药重整制定一个标准化和充分结构化的方案。为了获得准确的药物信息，需要开展由药剂师主导和管理的专业间沟通，以及与患者及其亲属、护理人员的沟通。以上工作的准确性可确保患者获得最佳的药物治疗方案，这构成了用药重整的基础。

患者安全

用药重整是促进患者安全的一种干预措施。FIP 和 WHO 等其他全球组织已经意识到将该结构整合到国际卫生保健环境中以促进患者安全的重要性。

在医疗过渡期间经常发生的用药差异和错误会引起本可避免的继发性疾病、住院和死亡。如果能够提供所需要的资源,用药重整将有助于最大限度地减少并尽可能消除医疗过渡时的用药差异,这将改善在医疗环境变化过程中的患者安全。

用药重整及其实施情况

用药重整是一个规范化和标准化的过程,包括获得患者当前全面的用药清单,并与其他医疗环境下给予的药物治疗方案进行比较,根据标准的用药频率、途径、剂量、联合用药和治疗目的,识别并解决其中的差异。

用药重整已在许多医疗保健机构中实施,它对患者、临床和经济等结果产出有显著影响。

药剂师在实施用药重整时必须遵循一些重要的过程。本工作手册概述了这种有价值的专业服务的原则和关键步骤,还总结了在社区和医院卫生保健环境中实施药剂师主导的用药重整的定义、影响和程序,并提供了一套支持该工作的工具。本工作手册可作为一个指导方针,为实践模式提供信息,并影响决策者和药学从业人员建立或重塑用药重整的过程。

1

背　景

2017,WHO 患者安全特使利亚姆·唐纳森爵士说:"多年来,我与许多因用药错误而失去亲人的人们交谈过。他们的安静与自尊,以及对本不该出现的现状的容忍深深地触动了我。这个项目就是献给那些因不良医疗事件而死亡的人们,我们应该致力于实施关于药物安全的全球患者安全挑战计划。"

根据 WHO 的数据,仅在美国,用药错误每天就造成至少 1 人死亡,每年伤及约 130 万人。据估计,虽然低收入和中等收入国家的药物相关不良事件的发生率与高收入国家相似,但就健康生命损失的年限而言,低中收入国家受到的影响约是高收入国家的两倍。在全球范围内,每年与用药错误相关的费用估计有 420 亿美元,几乎占全球卫生总支出的 1%。考虑到这些数据,WHO 于 2017 年启动了一项全球倡议,到 2022 年使所有国家严重的、可避免的药物相关危害减少 50%,这就是关于药物安全的全球患者安全挑战计划[2]。

2018 年一个纳入 20 项研究的 Cochrane 综述指出,即使给予标准的健康护理,仍有 55.9%患者在医疗过渡阶段存在一项或多项用药差异的风险[1]。另有一项研究发现,40%以上的用药错误被认为是医疗过渡期间的用药重整不充分造成的,特别是在入院、转科和出院时,其中约 20％ 的用药错误可造成伤害[3]。这种危害是可以避免的,需要采取适当的程序,以尽量减少错误的发生和优化药物使用。因此,用药重整通常在医疗过渡阶段进行。这些情况通常发生在医院场景中(入院、术后护理、转科、出院),也可能发生在社区场景中(通常在出院时,但也涉及不同处方者提供的药物,以及非处方药和其他保健品)。本工作手册的受众目标是面向患者场景的所有药剂师。

用药错误会影响个人的健康生活,如果服药差错或给药差错没有得到充分的监测,最终还会影响卫生系统[2]。

现有关于用药差错的定义有几种。美国国家用药报告和预防协调委员会(The United States National Coordinating Council for Medication Error Reporting and Prevention)将用药差错定义为:在药物治疗过程中,医疗专业人员、患者或消费者不恰当地使用药物或因此造成患者损伤的、可预防的事件,包括处方开具、医嘱沟通、产品标签、包装和命名、组合、调剂、分发、给药、教育、监测和使用[4]。

FIP 不断强调,药剂师应在优先考虑患者安全和患者安全用药领域提供专业服务。

药剂师是解决用药错误的重要参与者。因为他们在药物方面具有相关的专业知识(特别是在多药治疗的情况下),以及他们在多学科团队中的关键作用,所以药剂师最适合进行干预和及时解决用药错误。此外,随着与患者之间信任关系的建立,药剂师最适合提供教育,增强患者用药依从性,消除患者对药物使用的担忧。

为了解决用药错误,结构化的办法已经提出并应用于实践。

它们包括药物使用审查、用药重整、移交（签字）和多学科查房。由于所有的治疗计划都涉及药物，所以药剂师必须参与和指导这些办法的应用。

医疗过渡阶段更易导致患者受伤害，因为患者药物治疗的意外变化往往是由于沟通不足造成的。因此，用药重整是所有医疗过渡阶段的一项关键服务，在药剂师的指导下，可以有效地减少潜在的与药物相关的伤害的发生。

FIP 于 2020 年出版了《患者安全：药剂师在"安全用药"中的角色》，最近又出版了《药物使用审查：药剂师工作手册》。这两个手册都旨在支持药剂师提供更安全的医疗服务，并为 WHO 关于药物安全的全球患者安全挑战计划做出贡献。后者是支持在所有国家和环境中，包括资源匮乏的环境和小型药房，实施药物使用审查的实用指南。同样的原则适用于目前的用药重整工作手册，它包括可直接使用或适用于患者层面临床实践的服务实施工具。本工作手册中介绍的主题也可以用于管理和政策制定。

2

用药重整及其在世界各地的实施情况

　　用药重整对于确保患者安全有效的医疗是至关重要的。虽然这项服务有多种定义，但其主线是相同的，广义的用药重整包括收集患者的有效处方药物和非处方药物的全面信息，以及相关用药史和用药管理、用药依从性和生活习惯等信息。全面收集这些数据有助于临床医生评估药物治疗在整个医疗过渡阶段的变化，最终降低发生用药错误和潜在伤害的风险。更具体地说，用药重整是一种旨在减少因场景变换导致错误的策略，如重复、遗漏、剂量错误和药物-药物相互作用，这些错误主要发生在患者入院、转科或出院时[3]。

　　WHO将用药重整定义为医疗保健专业人员与患者合作，以确保在医疗层面上准确而完整地进行药物信息传递的过程[5]。不同的机构还提出了不同的定义，详见表2-1[6]。

表 2-1　不同机构对用药重整的定义[6]

组织机构	国家或地区	定义
美国卫生保健研究与质量管理处	美国	通过回顾患者在入院、转科和出院时的完整药物治疗方案,并将其与新治疗区域的治疗方案进行比较,避免医疗过渡阶段无意的不一致的过程
澳大利亚卫生保健安全和质量委员会	澳大利亚	确保患者的处方药物与处方相匹配的过程。当患者被转移到另一位临床医生处时,该临床医生会得到一份当前准确的药物清单,包括药物改变的原因。有些过渡点更容易出错,需要特别注意,例如: • 住院; • 从急诊科转到其他治疗区域(病房、重症监护室、家庭); • 从重症监护病房转到普通病房,从一家医院转到家庭、老年疗养院或其他医院
医疗保健改善研究所	美国	创建患者正在服用的所有药物的最准确清单,包括药物名称、剂量、频率和途径,并将该清单与医生的入院、转科和(或)出院医嘱进行比较,目的是在医院内的所有过渡点向患者提供正确的药物
加拿大用药安全实践研究所	美国	创建患者正在服用的所有药物的最准确清单,并将该清单与医生的入院、转科和(或)出院医嘱进行比较,目的是在医院内的所有过渡点向患者提供正确的药物
英国国家卫生与临床优化研究所	英国	整理当前治疗所需药物的准确清单,并将其与当前使用的药物清单进行比较的过程。这些信息可以从各种来源获得,如:患者带到医院的药品、全科医生手术病历、重复处方单、医院病历记录、社区药房患者用药记录和养老院药品管理记录等。清单应包括名称、剂量、频率和给药途径。应识别任何差异,并记录任何修改。其结果是一份完整

续　表

组织机构	国家或地区	定义
		的药物清单,准确地传达给参与患者医疗的所有医务人员和社会保健专业人员,并包括目前存在的药物的任何问题,如剂量错误或遗漏
美国联合委员会	美国	将患者的医嘱与患者所服用的所有药物进行比较的过程。这种用药重整是为了避免用药错误,如遗漏、重复、剂量错误或药物相互作用。在开具新药物或再次开具现有医嘱的医疗过渡阶段都应该进行用药重整。医疗方面的转变包括在环境、服务、医生或护理水平方面的变化。这个过程包括五个步骤:①制定一份现有药物清单;②制定一份处方药物清单;③比较两个清单上的药物;④根据比较做出临床决定;⑤将新的清单传达给适当的医务人员和患者

2019 年,FIP 召集了一个国际药学专家小组,以制定用药重整的广泛定义,使其适用于跨卫生保健的医疗保健和实践环境的所有过渡阶段。该专家小组对以下定义达成共识,并且该定义得到了 FIP 的支持:用药重整是创建患者正在服用的所有药物的最准确清单,并将该清单与处方单进行比较的过程。此外,该共识还列出了患者的过敏史、药物不良反应史,目的是在医疗保健系统的所有过渡阶段向患者提供正确的药物治疗[6]。

FIP 将用药重整定义为一个系统过程,即管理和编制患者在所有医疗过渡阶段使用的准确、最新的各类药物清单,以消除药物差异和控制任何现有或潜在的用药错误。

该清单包括处方药和非处方药,草药、维生素和矿物质补充剂,所有其他补充或替代药物,如顺势疗法产品,以及它们各自的给药途径、剂量和频率。在用药重整时收集的有用数据还有用药史和最近药物治疗的变化、药物管理情况、用药依从性和生活习惯等信息。

用药重整是由医疗保健团队所有成员共同承担的责任。医疗团队在给患者开具处方、给药、出具用药建议或配药时应谨慎,特别是转院和转移时,以及开具具有重大潜在危害的药物时。然而,考虑到药剂师在药物方面的专业知识,药剂师主导的用药重整在准确完成患者用药史、确定和协调用药差异以及提出必要的干预措施方面应得到认可。

必须注意的是,用药重整只是一系列步骤的一个组成部分,需要综合这些步骤来确保患者的安全。药物使用审查评估药物治疗计划的适当性,通常与用药重整同时进行,尽管两者被视为不同的概念[6]。药物使用审查是保证患者安全的附加环节,更多信息可参考本书第一篇药物审查的相关内容。

2.1 用药重整的临床影响

在医疗转移阶段的用药差异可分为有意的或无意的。如果用药差异没有及时或充分得到评估,特别是无意的用药差异,那么可能导致可预防的用药错误和不良事件的发生,最终可能导致重大的健康损害和临床负担。自 20 世纪 90 年代以来,已有研究确定了患者在医疗环境之间转移时,造成无意用药差异的原因和解决方案,还评估了部门间沟通对减少差异具有显著的临床效果[7-10]。该报告所使用的参考文献虽然是过去 10 年左右的,但值得注意的是,该工作已经进行了几十年,并在 FIP 世界大会上进行了报告。

用药重整是确保患者安全的一个重要组成部分[11]。用药重整可以有效地减少药物违规行为和用药错误的发生,从而通过减少和纠正临床相关用药错误来提高患者的用药安全性[12]。

Quélennec 等[12]对入院时用药差异的潜在临床影响展开研究,结果发现每个用药差异都与潜在危害评级相关。结果显示,25%以上的用药错误有潜在的临床影响,而这些错误本可以通过用药重整来减少。另一项研究发现,通过用药重整,在整理用药史时发现高达 83%的用药差异有潜在的危害[13]。有研究发现用药重整可以减少 75%的危害。另有研究发现,在纳入用药重整的患者中,80%以上的用药危害得到了预防,提示用药重整临床获益显著[3,13]。

此外,Cheema 等[14]开展的综述研究显示,药剂师主导的用药重整有效地减少了用药差异,而没有显著干预潜在的和可避免的药物副作用和医疗资源利用。Ghatnekar 等[15]在住院的老年患者中使用隆德综合药物管理模型(LIMM)发现,用药重整提高了质量调整生命年,并将用药差异可能导致的危及生命的效应对患者构成的风险降至最低。荷兰的研究人员[16]发现,在用药重整和患者教育的背景下,出院后发生潜在不良反应的患者数量显著减少。

然而,Guisado-Gil 等[17]的一项综述指出,根据已发表的文献,只有少数系统综述确认了用药重整带来的临床用药的改善及患者相关受益。根据这些文献视角,没有实质性证据表明用药重整可以显著改善与医疗收益相关的结局指标,如急诊就诊、非计划再入院、医生就诊、住院时间、死亡率和医疗资源利用率。然而,考虑到各种潜在的混杂因素,这些结果与用药重整之间的因果关系可能很难得到确认。在用药重整纳入一系列药物相关干预措施(如患者教育)时,对患者临床结局似乎更有利[18]。因此,用药重整仍然是确保患者安全的重要组成部分。

　　医院过渡阶段的用药重整有助于解决可能因未开处方而导致的用药差异和错误,如开具以前给患者的处方药物剂量或剂型错误,药物记录不准确导致遗漏或剂量重复,无法明确规定出院后应恢复或停用,以及因商品名/通用名或医院处方替代而导致的重复治疗[19]。

　　如果在出院时没有进行充分的用药重整,那么出院时的处方会造成更大的用药差异,引发用药错误的风险。其他用药错误也可能是无适应证使用非处方药、草药、补充剂或维生素等,这些药物可能与传统处方治疗存在相互作用,需要临床监测。这些用药差异的解决可以通过用药重整来实现。它还可以帮助患者确定何时继续补充已停止或无法补充但需要继续补充的药物。

　　在门诊和社区环境中,如社区药房和基层医疗机构等环境中的用药重整,减少了来自不同处方者的处方药物、非处方药和患者使用的其他类型药物的用药差异[20]。

　　瑞士的一项研究表明,社区药房中药剂师主导的用药重整发现了多种用药差异,近一半的用药差异对患者有中度至重度的临床风险[21]。在威尔士,出院后在社区环境中进行用药重整与再入院风险的降低相关[22]。

2.2　用药重整的经济影响

　　如上所述,与药物治疗错误相关的全球成本估计为每年420亿美元,几乎占全球卫生总支出的1%[2]。这些错误会导致伤害和不良的健康结局,也会导致个人和医疗保健系统资源浪费。这种费用本可用于更好的保健和创新治疗,并为全民健康做出贡献。因此,这种情况在很大程度上需要采取干预措施,如用药重整,以减轻用药错误造成的负担。

虽然世界各地许多保健机构进行了用药重整,但尚缺乏成本效益的证据。Hammad 等[23]对从入院到出院的研究进行了系统回顾,文献检索确定了 4065 篇引文,其中 13 篇实施了完全的用药重整。作者的结论是,现有证据不足以证明这种干预的有效性以及成本效益[23]。然而,另一项观察性研究表明,与用药重整和用药审查相关的服务所节约的费用超过了执行这项服务的劳动力成本[24]。

虽然尚缺乏可靠的数据来证明用药重整和药物审查服务在全球层面的确切经济效益,但已有证据证明,药剂师主导的用药重整具有成本效益。Karnon 等[25]利用现有证据,通过评估用药重整和相关干预措施的增量成本和影响,分析了以质量调整生命年(quality adjusted life years,QALY)衡量的经济影响。他们得出的结论是,与基线情景相比,5 种干预措施已确定有效性证据,估计都极具成本效益。特别是,用药重整干预具有最高的净效益,QALY 值为 GBP10000,具有成本效益的可能性超过 60%。作者进一步得出结论,开展用药重整是利用国家卫生系统资源的具有成本效益的方式。

用药重整干预措施的获得性费用主要包括药剂师开展和完成这项服务的工作时间。现有的研究表明,虽然用药重整干预产生了额外的费用(支付给药剂师),但在管理各级医疗机构出院患者用药过程中,因减少用药错误可以节省更多的费用。Ghatnekar 等[15]在老年住院患者中使用隆德综合药物管理模型(lund integrated medicines management model,LIMM),发现用药重整为患者提供了更高的效用并节约用药成本。他们发现,在临床药剂师培养上投资 39 欧元,可以使在纠正各级医疗机构患者出院后用药清单错误的管理费用方面节省 340 欧元。

用药重整还可以减少因危及生命的用药差异和错误而导致的住院及其产生的费用[26]。

总之,现有研究结果表明,用药重整是利用卫生系统和资源的具有成本效益的一种方式,可以减轻患者、医疗机构、保险提供者和政府的财政负担。有效的药剂师主导的用药重整可以降低再入院和卫生医疗的相关费用,最终减少全球卫生支出[27]。

3

用药重整的导入

　　用药重整的基础信息来自患者、家庭成员及在医疗过渡期间患者的所有医疗提供者，包括患者正在服用的药物的全面信息。此外，卫生保健现状日益复杂，涵盖各种处方，包括非医生处方和远程医疗，凸显了有效沟通对最佳用药重整的重要性。

　　用药重整的有效实施必须包括在整个连续医疗过程中制定和维持一份完整、准确的药物清单。

3.1　用药重整的关键要素

　　用药重整的原则包括确定需要做什么和所涉及的人员。该过程包括以下关键要素。

　　1.一份最新的、准确和完整的患者药物清单。一份全面的药物清单包括处方药、非处方药、草药、补充剂、维生素和患者可能使用的其他替代或补充疗法，以确保在任何医疗环境中安全且充分地用药[28]。

　　2.药物或食物过敏情况、近期药物更新情况、药物管理辅助工具(如药盒)的使用情况、卫生知识或药物知识水平、患者用药依从性和生活习惯(如吸烟、酗酒或吸毒)等信息。

3.用药重整的标准化和结构化流程[28]。

4.集成到现行的药物管理和患者流程中[28]。

5.药剂师和其他卫生从业人员共同分担责任[28]。

6.患者及其家属的参与[28]。

7.联合其他卫生专业人员,包括护士、医生,或医院、社区医疗机构中的药剂师,可联系他们以证实信息。

8.患者同意(或其家属同意),从上述来源获得附带信息。

3.2　用药重整的分步过程

用药重整过程包括以下三个主要步骤,可直接使用,也可根据当地情况适当调整[29]。

1.尽最大努力创建最佳的用药史(best possible medication history,BPMH)。

2.比较最佳的用药史与患者入院时、住院转诊或出院时开出的药物清单,并确定用药差异。

3.将上述用药差异归为有意或无意,采取适当的行动并记录干预措施来解决这些用药差异。

3.2.1　创建最佳的用药史

最佳的用药史是准确的、最新的、完整的用药史,记录患者使用的所有处方药和非处方药的信息,包括剂量、频率、剂型和给药途径[30]。药物信息还应包括患者可能正在服用的任何草药、补充剂、维生素和其他替代/补充疗法。

这些信息应该至少通过两个不同的来源进行收集[6]。理想情况下,应该通过采访患者及其家属和(或)护理人员来收集信息。然后,应将所获得的信息与其他来源进行核实和确证,如其他药剂师、其他联合保健专业人员、家庭保健提供者,和(或)检查药物容器、患者药物清单、政府药物数据库和患者以前的健康记录[28]。

在访谈期间还可以收集已知过敏情况、以前的用药变化、药物管理、疫苗接种史、健康知识或药物知识水平、用药依从性和生活习惯等信息。

提开放式问题,比如"你经常服用什么处方药?",允许患者详细阐述并提供尽可能多的信息;封闭式问题,比如"你在家里用过眼药水吗?",可以用来获取精确的信息。

患者访谈中获得最佳的用药史时要讨论的关键点表单见本篇"实施用药重整的工具"。

3.2.2　比较最佳的用药史和识别用药差异

最佳的用药史被用作基本模板,用于指导医生开具新的药物处方,或比较入院、转诊、出院或不同门诊医生的处方药物,确定用药差异。用药差异包括[31]:

- 用药遗漏;

- 加药;

- 药物重复;

- 同类药品更换(同一药物类别内的药物变更);

- 过敏或不耐受;

- 剂量不清楚、错误、遗漏;

- 频率不清楚;

- 用药规格不清楚、不正确;

- 剂型不清楚、错误、遗漏;

- 给药途径不明确、错误或遗漏;

- 给药时间不清楚、错误或不同;

- 治疗持续时间不明确、错误。

3.2.3　解决用药差异,并采取适当的行动

在临床背景下对确定的用药差异进行分析,并将其归为有意或无意。为了解决这些用药差异,应采取适当的行动,如与处方者沟通以改变药物治疗,并记录变化和必要的后续行动。此后,对药物治疗的任何改变都应告知患者。

理想情况下,用药重整应通过药物使用审查来完成,以评估适应证、禁忌证和剂量,以及评估与通过用药重整获得相关的药物-药物或药物-疾病相互作用方面的信息。

3.3　住院期间的用药重整

医疗过渡阶段,如在入院、转诊或出院时,有可能出现用药错误。因此,在医疗过渡阶段实施用药重整可以有获益。

3.3.1　患者入院

1.应创建一份准确和完整的患者入院前服用的所有药物的清单。这些信息可以通过采访患者、亲属和医疗保健提供者获得,理想情况下应该包括一个二级来源,如药物清单。这些信息最好在患者入院后 24 小时内完成收集。

2.入院用药医嘱应根据最佳的用药史创建。在急诊或紧急情况下,在入院开药前可能没有足够的时间创建最佳的用药史,那么在入院后应尽快创建最佳的用药史,并用于比较入院时开具的药物,从而确定用药差异[28]。

3.对所有发现的用药差异都应进行用药重整,充分记录必要的干预措施和建议,并告知医疗保健团队的其他成员以及患者和(或)其护理人员[28]。

3.3.2　患者转科

1.应创建患者在入院前和住院期间所服用的所有药物的准

确、完整的清单。

2.新转科患者的用药医嘱应根据当前住院期间服药的最佳的用药史制定。入院前(在家)服用药物的最佳的用药史也应与现有药物进行比较。

3.如果在转科时发现有任何用药差异,则应予以用药重整。

4.应充分记录所提出的必要的干预措施和建议,并与医疗保健团队的其他成员以及患者和(或)其护理人员进行沟通。

住院患者转诊的程序也适用于机构内的医疗过渡,如围手术期。

3.3.3　患者出院

1.出院时所获得的最佳的用药史不仅涉及患者入院前服用的药物,还包括患者住院期间治疗计划的改变。在出院时,所有这些信息都已经收集完毕;如果没有,应该通过采访患者、家属及其责任医生,并查阅患者的健康记录来收集。

2.应将最佳的用药史与出院时开具的药物进行比较,并应确定药物的任何差异或变化。

3.应记录所发现的用药差异或变化,并传达给主治医生或处方开具者。对药物所做的任何改变都应告知患者,以便他们能够理解这些改变背后的原因[32]。患者应该被告知的内容包括入院前所使用的药物哪些停用了,住院期间新开具的需要继续使用的药物有哪些,以及当次住院期间暂停的药物有哪些重新开始使用了等。

3.4　在门诊和社区医疗机构中的用药重整

用药重整也可以在门诊进行,以获得患者当前全面且准确的药物治疗信息。例如,在社区药房或门诊诊所,药剂师可以进行药物比对以收集信息,并随后继续进行药物使用审查。

该过程包括以下步骤。

1.药剂师应通过询问患者或其护理人员、与患者的医疗保健提供者沟通、查看社区药房记录、检查患者的病史,或要求查看他们的药品包装或药盒,来获取患者的最佳的用药史。由于许多患者在同一家药房开具处方,所以有关其使用药物的数据可以通过软件或该药房的更新文档获取。在有共享电子医疗记录的地区,这些数据对完成最佳的用药史很有价值。

2.应该将最佳的用药史与患者服用的所有处方药进行比较,此外还包括患者可能使用的任何非处方药、草药、补充剂、维生素和其他替代或补充疗法,以识别可能产生的任何用药差异。

3.应记录确定的用药差异或变化。应联系处方者和其他医疗保健专业人员,以重整这些用药差异。

4.在用药重整后,在对患者的药物治疗进行必要的改变后,药剂师应将这些改变告知患者或其护理人员,并提供药物咨询和用药教育。

3.5   用药重整的时机和优先次序

用药重整的时机对于确保及时发现和重整用药差异是至关重要的。理想情况下,应对药剂师监护的所有患者进行用药重整。因此,用药重整的目标时间框架和优先患者群体的确定就显得很重要了。这在人员紧缺或资源有限的情况下尤为重要。示例如图 2-1 和图 2-2 所示。

入院、转科或出院后24小时内

在急诊科（不管入院状态如何）

出院后，在医院门诊或社区医疗机构

图 2-1　用药重整的时机

65岁及以上的患者

服用多种药物的患者（5种或以上）

使用高危药物的患者，如抗凝药物、阿片类药物、胰岛素、抗癫痫药、抗胆碱能药或免疫抑制剂

肾功能损害患者

危重症监护患者

移植患者

低健康素养患者

图 2-2　优先进行用药重整的患者群体[6]

3.6　资源匮乏环境下的用药重整

在卫生保健资源匮乏的场景下,如在发展中地区或规模较小的机构或药房,医疗保健费用的覆盖面往往不足,主要是患者个人或卫生系统的资金不足,或卫生基础设施、技术或人力不足。

这些可能是药剂师提供专业服务所面临的障碍或挑战,如专业知识没有及时更新,但用药重整仍可以在资源匮乏环境下实现。

与患者及其护理人员交流仍然是用药史信息的主要来源之一,在任何类型环境中,它可以或多或少地进行。此外,虽不是电子记录,但经有效组织并及时更新的纸质记录也包含了用药重整的重要信息。

一旦使用最佳的用药史,用药重整可以转录到纸质文件中,该文件可以保存在患者纸质档案资料的可见位置。此外,通过给患者提供该文件,给其他医疗保健提供者该文件副本,可以进行用药重整。在无法使用特定软件的情况下,广泛使用的计算机软件(如 Word 或 Excel)可用于创建文件,以方便用药重整。虽然特定软件可能存在于更充分的资源配置环境下,如用药重整应用程序与患者的电子健康记录,但通用计算机软件适用性更广,也可用于用药重整,从而改善患者临床结局。

如果因资源不足而无法对所有患者进行用药重整,则可以优先考虑患者群体(如前所述),以确保因用药差异而面临更大用药风险的人群能够获得用药重整服务。

4

实施用药重整

与所有药学服务一样,将用药重整作为一项有价值并且可持续的服务需要所有相关人员的参与,并制订全面的计划,从而界定概念、开展评估并建立服务。

4.1　在用药重整过程中遇到的潜在挑战

用药重整涉及各种各样的人员、工具和流程。人员、工具和流程之间的多重互动可能使最佳用药重整面临某些挑战。下面将描述其中一些挑战,以提醒在实施用药重整时考虑到,并使其充分得到解决。

4.1.1　不完整的最佳的用药史

患者可能无法提供关于用药史的准确记录。这在急诊室可能遇到,即患者在紧急情况下入院,或者患者的记忆和认知受到当前健康问题的影响。一些患者也可能对自己的个人用药没有足够了解。由于患者是获取最佳的用药史的主要信息来源,所以如果患者不能提供足够的信息,则可能很难从其他来源获得信息。例如,患者可能正在家里服用没有记录在任何电子数据库中的草药或其他非处方产品,而患者的亲属可能也并不知道这些信息。因此,始终使用至少两种不同的来源来完成最佳的用药史是至关重要的,包括社区或医院的药剂师、亲属或护理人员。如果无法咨询患者,那么可以使用可用的信息完成初步版本。一旦可以与患者沟通,就可以重新评估最佳的用药史[3]。

4.1.2　专业人员之间的沟通

在用药重整过程中,药剂师在与其他医疗保健专业人员交流时,可能会遇到一定阻力。药剂师在处理无意的用药差异时可能会面临阻力,因此建议药剂师与团队成员建立信任和协作关系,并确认用药建议实施背后的确切原因。

4.1.3　资源缺乏

在一些医疗保健环境中,由于药剂师人员配备不足而造成用药重整没有及时有效完成。在某些情况下,因为获得的技术支持有限,所以可能会使获取信息和文件的过程更加复杂,时间更加漫长。药房技术人员和助理可以在培训后通过标准化的操作程序获取最佳的用药史[33]。然后,药剂师可以核对药房技术人员的工作,并完成用药重整。

4.1.4　其他挑战

除上述情况之外,其他挑战也可能阻碍用药重整服务。这些问题包括无法获得相关信息(出院或住院信息),缺乏适当的报酬,以及缺乏直观或易于使用的文件系统[34]。

4.2　成功实施的注意事项

目前已报道的成功实施这些药学服务所需的步骤主要包括发掘和设计、准备和测试、实施、监测和评价[35]。为了成功实施用药重整,可考虑以下实施要点:

- 借鉴其他国家或地区的用药重整实施方案。
- 评价用药重整的临床和经济影响。
- 制定与用药重整有关的政策和程序,包括以下方面:
  - o 参与用药重整的人员(药剂师、药学技术人员或助手、其他专职卫生专业人员);
  - o 进行用药重整的时机;
  - o 需要咨询的信息来源;
  - o 表格或文件系统;
  - o 优先考虑的情况;
  - o 薪酬方式。
- 测试计划(例如,首先在哪些病房或对哪些患者进行测试?)。
- 成立监督委员会来监督该服务。
- 确定需要收集的数据以监测和评估服务价值,可包括用药重整的数量(例如,按单位或患者类型)或在每次用药重整中发现差错的数量。

本工作手册包括了在药剂师主导的用药重整实施过程中可能用到的一些元素、参考文献和工具。

实施用药重整的工具

用药重整是一个多步骤的过程,需要多方干预和合作,有赖于不同的医疗保健专业人员、患者及其护理人员之间的有效沟通。

有几种工具可以促进用药重整的实施。根据资源的可用性,分为纸质记录或电子工具。

5.1 用于用药重整的电子工具

5.1.1 电子医嘱录入系统

电子医嘱录入系统可以确保药剂师实时更新患者的处方药物,这加快了获取当前药物最准确信息的速度[36]。

5.1.2 个人健康档案

个人健康档案(personal health records,PHR)是基于计算机的一套工具,患者可以访问和调整他们的终身健康信息,并向需要访问的人提供部分信息[36]。个人健康档案使患者能够在用药重整期间根据要求共享他们的部分或全部用药史。

5.1.3 共享电子病历

共享电子病历通过存储患者的个人健康档案来实现,其中可能包括药物、实验室检查和影像学结果。在获得他们同意的情况下,这让特定辖区内的医疗保健专业人员更易于获得这些信息[37]。

5.1.4 电子健康档案

电子健康档案(electronic health records,EHR)是由多个医疗保健提供者维护的患者电子医疗档案[38]。它是对患者临床资料的全面记录,包括但不限于患者的用药史。根据电子健康档案,能够在住院或门诊医疗保健环境(包括社区药房)中进行用药重整。

5.1.5 智能电子出院小结

智能电子出院小结可根据患者入院前和住院期间的药物,生成和传输患者的出院小结。药剂师可在用药重整中使用患者出院小结电子信息。

尽管电子存储的各种健康和药物记录对于获取患者的用药史很有价值,但患者用药史的主要来源仍应是患者或其护理人员。

5.2 用药重整表格模板

以下表格模板可直接使用或根据当地情况适当调整,以纸质或电子形式进行用药重整(见表 2-2)。

表 2-2   用药重整表格模板

个人信息	
面谈日期	
患者姓名	
出生日期	
性别	
身高和体重	
健康保险信息	
患者电话号码	
药房名称	
药房联系方式	
初级保健医师的姓名	
初级保健医生的联系方式	
过敏史	
不耐受情况	
药物管理 （由患者或其护理人员提供）	
用药方式 （预包装或药盒；由患者或药房准备）	
健康素养认知水平	
对之前用药依从性的认知	
疫苗接种史	
生活方式和习惯 （吸烟、吸毒、饮酒）	
最近的用药变化 （前 1～6 个月内）	

关于这些表单使用的示例见表 2-3。

表 2-3　最佳药物清单模板

药品（通用名）	剂型	单次剂量	频率	给药途径	适应证	用药状态	采取的行动	建议
氨氯地平	片剂	5mg	每天早上	po	高血压	□继续 □修改 ☒已暂停/停止/未重新开具	暂停，因低血压而继续	在48小时内重新评估生命体征
阿托伐他汀	片剂	10mg	每天睡前	po	血脂异常	☒继续 □修改 □已暂停/停止/未重新开具	继续	
泮托拉唑	胶囊	40mg	每天早上	po	胃食管反流性疾病	□继续 □修改 ☒已暂停/停止/未重新开具	未开具，建议恢复	
维生素B12	片剂	1200μg	每天早上	po	患者不明白用药原因	□继续 □修改 ☒已暂停/停止/未重新开具	未开具，建议暂停，并将重新评估	全血细胞数在正常范围内，提示维生素 B12 水平
缬草根	泡制	包（具体成分不详）	每天睡前	po	改善睡眠	□继续 □修改已暂停/停止 ☒未重新开具	不重新开具，不能在医院提供，建议停止	重新评估患者在24~48小时内是否出现失眠症

6

结　论

　　用药重整可在医疗过渡阶段中识别有意和无意的用药差异，是确保患者安全的一个关键组成部分。虽然许多卫生专业人员具备进行用药重整的能力，但药剂师具备所需的专业知识和经验，可及时和有效地解决任何不适当的药物变化，并最终防止用药错误。

　　本工作手册旨在提供一个框架，将用药重整作为一个结构化的过程，以尽量减少与药物相关的错误和危害。这个实践工具可以直接使用或根据当地情况适当调整后应用。此外，本工作手册还可用于支持国家和地方制定药剂师主导的用药重整服务的最优政策和形成实践方案。

　　几十年来的数据显示了用药重整的多重获益。在实施和倡导用药重整服务方面，药剂师被要求发挥主导作用。必要的资源、框架和条件，包括设置在社区和医院药房的由第三方支付适当薪酬的方式，为建立有效的用药重整服务提供了条件，并有助于进一步了解其临床效益和成本效益。

　　总之，用药重整服务是改善健康结局的一个重要组成部分，也是减少用药错误和确保患者安全的重要组成部分。

参考文献

[1]Redmond P，Grimes TC，McDonnell R，et al. Impact of medication reconciliation for improving transitions of care. Cochrane Database Syst Rev. 2018(8):CD010791. [Accessed: 2021 Feb 15]. Available at: https://www. ncbi. nlm. nih. gov/pmc/articles/PMC6513651/.

[2]World Health Organization. WHO launches global effort to halve medication-related errors in 5 years [Internet]. Geneva: World Health Organization; 2017. Updated 2017 29 Mar. [Accessed: 2020 Nov 15]. Available at: https://www. who. int/news/item/29-03-2017-who-launches-global-effort-to-halvemedication-related-errors-in-5-years.

[3] Barnsteiner J. Medication reconciliation. Rockville: Agency for Healthcare Research and Quality [Internet]. 2008. [Accessed: 2020 Nov 15]. Available at: https://www. ncbi. nlm. nih. gov/books/NBK2651/.

[4]World Health Organization. Medication errors: Technical series on safer primary care. Geneva: World Health Or-

ganization[Internet]. 2016. [Accessed：2020 Nov 15]. Availa-
ble at：https：//apps. who. int/iris/bitstream/handle/10665/
252274/9789241511643-eng. pdf.

[5]World Health Organization. Medication safety in polyphar-
macy. Geneva：World Health Organization [Internet]. 2019. [Ac-
cessed：2020 Nov 15]. Available at：https：//apps. who. int/iris/bit-
stream/handle/10665/325454/WHO-UHC-SDS-2019. 11-eng. pdf.

[6]Penm J，Vaillancourt R，Pouliot A. Defining and iden-
tifying concepts of medication reconciliation：An international
pharmacy perspective. Res Social Adm Pharm，2019，15(6)：
632-640. [Accessed：2021 Feb 4]. Available at：https：//
pubmed. ncbi. nlm. nih. gov/30100200/.

[7]Duggan C，Bates I，Hough J，et al. Drug discrepancies
at hospital discharge：A controlled trial to investigate the
effects of policy change. Pharmacoepidemiol Drug Saf，1996，
5：S90.

[8]Duggan C，Bates I，Hough J，et al. An evidence-based
approach to improving communications between health care
sectors and the management of prescribed drugs. Pharm J，
1998，261：R17.

[9]Duggan C，Feldman R，Hough J，et al. Reducing ad-
verse prescribing discrepancies following hospital discharge.
Int J Pharm Pract，1998，6(2)：77-82. [Accessed：2021 Feb
15]. Available at：https：//doi. org/10. 1111/j. 2042-
7174. 1998. tb00920. x.

[10]Duggan C，Hough J，Bates I. Discrepancies in pre-

scribing-where do they occur? Pharm J, 1996, 256: 65-67. [Accessed: 2021 Feb 15]. Available at: https://www. semanticscholar. org/paper/Discrepancies-inprescribing-Where-do-they-occur-Duggan-Bates/c6bea4bed9766e5bc0868cd17eb139598d7a64bd.

[11]Botros S, Dunn J. Implementation and spread of a simple and effective way to improve the accuracy of medicines reconciliation on discharge: A hospital-based quality improvement project and success story. BMJ Open Qual, 2019, 8(3): e000363. [Accessed: 2020 Nov 15]. Available at: https:// www. ncbi. nlm. nih. gov/pmc/articles/PMC6683109/.

[12]Quélennec B, Beretz L, Paya D, et al. Potential clinical impact of medication discrepancies at hospital admission. Eur J Intern Med, 2013, 24(6):530-535. [Accessed: 2020 Nov 15]. Available at: https://pubmed. ncbi. nlm. nih. gov/23514919/.

[13]Daliri S, Bouhnouf M, van de Meerendonk H, et al. Longitudinal medication reconciliation at hospital admission, discharge and post-discharge. Res Social Adm Pharm, 2021, 17(4):677-684. [Accessed: 2021 Feb 4]. Available at: https://pubmed. ncbi. nlm. nih. gov/32532579/.

[14]Cheema E, Alhomoud F, Kinsara A, et al. The impact of pharmacists-led medicines reconciliation on healthcare outcomes in secondary care: A systematic review and meta-analysis of randomized Medicines reconciliation: A toolkit for pharmacists | p25controlled trials. PLoS One, 2018, 13(3): e0193510. [Accessed: 2020 Nov 15]. Available at: https:// pubmed. ncbi. nlm. nih. gov/29590146/.

[15] Ghatnekar O, Bondesson A, Persson U, et al. Health economic evaluation of the Lund Integrated Medicines Management model (LIMM) in elderly patients admitted to hospital. BMJ Open, 2013, 3(1):e001563. [Accessed: 2020 Nov 15]. Available at: https://pubmed. ncbi. nlm. nih. gov/23315436/.

[16]Stuijt C, Bekker C, van den Bemt B, et al. Effect of medication reconciliation on patient reported potential adverse events after hospital discharge. Res Social Adm Pharm, 2020, S1551-7411(20):31143-31148. [Accessed: 2021 Feb 4]. Available at: https://pubmed. ncbi. nlm. nih. gov/33191157/.

[17]Guisado-Gil A, Mejías-Trueba M, Alfaro-Lara E, et al. Impact of medication reconciliation on health outcomes: An overview of systematic reviews. Res Social Adm Pharm, 2020, 16(8):995-1002. [Accessed: 2020 Nov 15]. Available at: https://pubmed. ncbi. nlm. nih. gov/31883776/.

[18]Daliri S, Boujarfi S, El Mokaddam A, et al. Medication-related interventions delivered both in hospital and following discharge: a systematic review and meta-analysis. BMJ Qual Saf, 2021, 30(2):146-156. [Accessed: 2021 Feb 4]. Available at: https://pubmed. ncbi. nlm. nih. gov/32434936/.

[19] Office of Interprofessional Education and Practice. What is medication reconciliation? [Internet]. Kingston: Queen's University; c2009. Updated 2009. [Accessed: 2020 Nov 15]. Available at: https://elentra. healthsci. queensu. ca/assets/modules/mr/1. html.

[20]Johnson C，Marcy T，Harrison D，et al. Medication reconciliation in a community pharmacy setting. J Am Pharm Assoc，2003，50（4）：523-526. ［Accessed：2020 Nov 15］. Available at：https：//pubmed. ncbi. nlm. nih. gov/20621871/.

[21] Imfeld-Isenegger T，Pham M，Stämpfli D，et al. Medication discrepancies in community pharmacies in switzerland：Identification，classification，and their potential clinical and economic impact. Pharmacy，2020，8(1)：36. ［Accessed：2021 Feb 4］. Available at：https：//pubmed. ncbi. nlm. nih. gov/32182863/.

[22]Mantzourani E，Nazar H，Phibben C，et al. Exploring the association of the discharge medicines review with patient hospital readmissions through national routine data linkage in Wales：a retrospective cohort study. BMJ Open，2020，10(2)：e033551. ［Accessed：2021 Feb 4］. Available at：https：//pubmed. ncbi. nlm. nih. gov/32041857/.

[23]Hammad E，Bale A，Wright D，et al. Pharmacy led medicine reconciliation at hospital：a systematic review of effects and costs. Res Social Adm Pharm，2017，13(2)：300-312. ［Accessed：2021 Feb 15］. Available at：https：// pubmed. ncbi. nlm. nih. gov/27298139/.

[24] Karapinar-Çarkit F，Borgsteede S，Zoer J，et al. Effect of medication reconciliation on medication costs after hospital discharge in relation to hospital pharmacy labor costs. Ann Pharmacother，2012，46(3)：329-338. ［Accessed：2021 Feb 4］. Available at：https：//pubmed. ncbi. nlm. nih. gov/22395255/.

［25］Karnon J，Campbell F，Czoski-Murray C. Model-based cost-effectiveness analysis of interventions aimed at preventing medication error at hospital admission（medicines reconciliation）. J Eval Clin Pract，2009，15（2）：299-306.［Accessed：2020 Nov 15］. Available at：https：//pubmed. ncbi. nlm. nih. gov/19335488/.

［26］Onatade R，Quaye S. Economic value of pharmacy-led medicines reconciliation at admission to hospital：an observational，UK-based study. Eur J Hosp Pharm，2018，25（1）：26-31.［Accessed：2020 Nov 15］. Available at：https：//www. ncbi. nlm. nih. gov/pmc/articles/PMC6452339/.

［27］Cureatr. Medication reconciliation：The key patient safety issue for healthcare providers［Internet］. New York：Cureatr，c2021. updated c2021.［Accessed：2020 Nov 15］. Available at：https：//www. cureatr. com/medication-reconciliation-the-key-patient-safety-issue-for-healthcareproviders. p26 Medicines reconciliation：A toolkit for pharmacists.

［28］World Health Organization. Assuring medication accuracy at transitions in care：Medication reconciliation. Geneva：World Health Organization［Internet］. 2014.［Accessed：2020 Nov 15］. Available at：https：//www. who. int/patientsafety/implementation/solutions/high5s/h5s-sop. pdf.

［29］World Health Organization. Medication safety in transitions of care. World Health Organization［Internet］. 2019.［Accessed：2020 Nov 15］. Available at：https：//www. who. int/patientsafety/medication-safety/TransitionOfCare. pdf.

[30]Stratis Health, Key Health Alliance. Medication reconciliation Bloomington: Stratis Health, c2014. updated 2014 Dec 19. [Accessed: 2020 Nov 15]. Available at: https://cdn. ymaws. com/www. mnhomecare. org/resource/resmgr/ALHC/ handouts/Session_F_Resource_Materials. pdf.

[31]Almanasreh E, Moles R, Chen T. The medication discrepancy taxonomy (MedTax): The development and validation of a classification system for medication discrepancies identified through medication reconciliation. Res Social Adm Pharm, 2020, 16(2):142-148. [Accessed: 2021 Feb 4]. Available at: https://pubmed. ncbi. nlm. nih. gov/31015008/.

[32]Meguerditchian A, Krotneva S, Reidel K et al. Medication reconciliation at admission and discharge: A time and motion study. BMC Health Serv Res, 2013, 13:485. [Accessed: 2020 Nov 15]. Available at: https://pubmed. ncbi. nlm. nih. gov/24261516/.

[33]van den Bemt P, van der Schrieck-de Loos E, van der Linden C, et al. Effect of medication reconciliation on unintentional medication discrepancies in acute hospital admissions of elderly adults: a multicenter study. J Am Geriatr Soc, 2013, 61(8):1262-1268. [Accessed: 2021 Feb 4]. Available at: https://pubmed. ncbi. nlm. nih. gov/23869999/.

[34]Hodson K, Blenkinsopp A, Cohen D, et al. Evaluation of discharge medicines review service. Cardiff: Community Pharmacy Wales [Internet]. 2014. [Accessed: 2021 Jan 31]. Available at: http://www. cpwales. org. uk/Contract-support-and-

IT/Advanced-Services/Discharge-MedicinesReview-(DMR)/Evaluation-of-the-DMR-Service/Evaluation-of-the-DMR-service. aspx.

[35]Moullin J, Sabater-Hernández D, Benrimoj S. Qualitative study on the implementation of professional pharmacy services in Australian community pharmacies using framework analysis. BMC Health Serv Res, 2016, 16(1):439. [Accessed: 2021 Jan 31]. Available at: https://pubmed. ncbi. nlm. nih. gov/27562631/.

[36]Agrawal A. Medication errors: Prevention using information technology systems. Br J Clin Pharmacol, 2009, 67 (6): 681-686. [Accessed: 2020 Nov 15]. Available at: https://www. ncbi. nlm. nih. gov/pmc/articles/PMC2723209/.

[37]Moore P, Armitage G, Wright J, et al. Medicines reconciliation using a shared electronic health care record. J Patient Saf, 2011, 7(3):148-154. [Accessed: 2020 Nov 15]. Available at: https://pubmed. ncbi. nlm. nih. gov/21857238/.

[38]Urban R. Medicines reconciliation: roles and process. An examination of the medicines reconciliation process and the involvement of patients and healthcare professionals across a regional healthcare economy, within the United Kingdom. [Internet]. Bradford: University of Bradford; 2015. updated 2015 Jun 22. [Accessed: 2020 Nov 15]. Available at: https://bradscholars. brad. ac. uk/handle/10454/7288.